Sciences et Société
fondée par Alain Fuchs et Dominique Desjeux
et dirigée par Bruno Péquignot

Dernières parutions

Clément MATHIEU, *Triste planète. Dégradations et pollutions : le XXIe siècle est mal parti*, 2021.
Claude ROUGIER, *Verdissement de la planète. L'arbre, la forêt et l'homme*, 2020.
Aurélien FOSSÉ-KITSAKIS, *L'essence du plaisir, Un essai pour définir la récompense artificielle*, 2020.
Michel CARAËL, Philippe VAN DE PERRE, Etienne KARITA, Avec la collaboration de Philippe LEPAGE, *L'épidémie de sida occultée en Afrique centrale pendant la décennie 1980. L'évidence scientifique à l'épreuve de la politique*, 2020.
Aurélie CHONÉ, Isabel IRIBARREN, Marie PELÉ, Catherine REPUSSARD, Cédric SUEUR, *Les études animales sont-elles bonnes à penser ? Repenser les sciences, reconfigurer les disciplines*, 2020.
Aurélie CHONÉ, Isabel IRIBARREN, Marie PELÉ, Catherine REPUSSARD, Cédric SUEUR, *Repenser la relation homme-animal. Généalogie et perspectives*, 2020.
Patrick TRAUBE, *Le monde à l'envers, Un autre regard sur le monde et sur nous-mêmes*, 2020.
Nicolas TANTI-HARDOUIN, *La reproduction sociale de la santé. Inégalités de santé : responsabilité individuelle ou destinée sociale ?*, 2019.
Jean-Luc MATHIEU, *Prévention : quels enjeux de Santé publique ! Analyse de politiques publiques*, 2018.
Jacques JAFFELIN, *Théorie de l'information générale ou la « quatrième vexation »*, 2018.
Claudine PÉREZ-DIAZ, *Sciences et action publique : un mariage fécond. L'exemple de l'alcool au volant*, 2017.
Philippe SALIGNAC, Les espaces du travail, *Prévention et santé au travail,* 2017.

L'HOMME TOUJOURS À LA MERCI DE SES VIRUS ?

5-7, rue de l'École-Polytechnique, 75005 Paris

http://www.editions-harmattan.fr

ISBN : 978-2-343-23176-1
EAN : 9782343231761

Jean-Pierre Gratia

L'homme toujours à la merci de ses virus ?

Essai sur la pandémie 2020

L'Harmattan

Du même auteur

Genetic Flux and Horizontal Evolution in Bacteria (1987) Editions de l'Université Libre de Bruxelles.
Microbiologie et Biologie Moléculaire en Belgique. Histoire des Premiers Artisans (2001) Essai, L'Harmattan, Paris.
Le Destin Désespérant de Madame M (2003) Roman, Publibook, Paris.
Errances et Questionnement (2006) Nouvelles, Edilivre, Paris.
Lettres à Violaine (2009) Journal, Edilivre, Paris 2.
Lettres à ma petite-fille Salomé I. Petite histoire de la Biologie, du microbe à l'homme. II. Science et société, éthique et civilisation (2016) Essai, Edilivre, St Denis.
Les Mésaventures d'une sauterelle humaine (2018) Témoignage, Edilivre, St Denis.
Comment la Nature peut concilier l'Homme et le Microbe (2019) Essai, Edilivre, St Denis.
La vie sur Terre et son devenir (2020) Essai, L'Harmattan, Paris.
Robacto, agent secret très discret (2020) Roman Science-fiction, Auteurs d'Aujourd'hui, Vendres.
Sexualité, Génétique et Evolution des Bactéries (2021) Essai, EDPSciences, Les Ulis.

Avant-Propos

Nous sommes en 2021 et, depuis le début de l'année passée, à la radio, dans les journaux, à la télévision, il n'y a pas un jour sans qu'il soit question de la Covid-19. C'en est presqu'une rengaine. "*J'en ai marre de ce coronavirus, on en parle trop, alors qu'on fait à peine mention de la grippe. Pourquoi* ?" Voilà ce que j'entendais souvent au cours des premières semaines de février 2020.

Est-ce que cette pandémie actuelle est pire que les précédentes depuis que l'homme existe ? Ou est-ce plutôt le fait que lors des épidémies précédentes on ne disposait pas des médias pour informer de leur évolution et de leurs dégâts, comme on peut le faire aujourd'hui avec autant d'ardeur qu'on commente les matches de foot. On veut voir le bout du tunnel, on est sur le qui-vive et on espère qu'il y aura un jour du changement et du relâchement dans les contraintes que la lutte contre la propagation du virus nous impose. Or rien ne vient sauf qu'au bout d'un temps, près de deux mois après un nombre croissant du nombre des hospitalisations, on annonce un pic, puis une baisse progressive jusqu'au moment où cela redémarre, et cela pendant un an.

Partout dans le monde, on s'active pour comprendre comment fonctionne ce coronavirus et les articles scientifiques foisonnent. Les manchettes dans les journaux, les nouvelles et les débats à la télévision se suivent sans discontinuer. Mais il y a, de la part de plusieurs éditorialistes, commentateurs ou "apprentis experts", des inexactitudes et des propos divergents peu rationnels. Il faut donc mettre de l'ordre dans les informations et commentaires et tenter d'y voir clair avec les progrès de la science.

Comme on peut à peine bouger et se distraire au théâtre, au cinéma, au restaurant, aux matches de foot, on reste chez soi et on regarde la télé. C'est le moment de créer des activités *at home,* de lire et d'écrire. C'est ce qui m'a donné l'envie de prendre la plume pour écrire sur ce sujet important commenté de toute part. En fait, je tente d'écrire ce qui m'est plus personnel, sur ce que m'apprennent les publications des revues scientifiques. J'aborde à peine les commentaires des journaux, sans m'étendre sur les questions qui font polémique, même si je peux en faire mention, et je préfère discourir sur une nouvelle orientation de notre humanité. L'ouvrage s'adresse donc à tous ceux qui cherchent à en sortir et à entrevoir de nouvelles perspectives dans tous les domaines marqués par la pandémie sur une base aussi scientifique que possible.

L'ouvrage finit par un index et un glossaire donnant quelques définitions des termes principaux.

Jean-Pierre Gratia
Boitsfort, le 19 mars 2021

I

Agents pathogènes, acteurs des épidémies

Les épidémies quelles qu'elles soient sont causées par une infection généralisée au sein d'une collectivité et étendue à toute une région par des microbes ou des virus.

Comme je l'ai constaté chez beaucoup d'étudiants que j'ai eus aux travaux pratiques de microbiologie, il y a confusion entre maladie et virus ou microbes. Il n'est donc pas étonnant que l'on parle de pandémie de Covid-19, parce que l'on confond virus, dont le nom est différent, et pandémie qui est une des réponses à l'infection.

C'est aussi à tort qu'on a tendance à considérer les virus comme des microbes. Ils n'ont pourtant rien de commun avec eux. Les microbes sont des organismes vivants alors que les virus ne sont que des biopolymères de nature essentiellement nucléoprotéique plus ou moins organisés, qui ne répondent pas aux trois critères de la vie : production d'énergie, biosynthèse pour la croissance, et reproduction.

Les microbes sont constitués de cellules formées chacune d'une membrane, d'un cytoplasme et d'un noyau. Les constituants de la cellule réagissent entre eux et avec le milieu extérieur pour assurer la biosynthèse de biopolymères (protéines, glucides, lipides, acides nucléiques), et donc la croissance, et pour produire de l'énergie via des processus de catabolisme avec production d'ATP, l'adénosine-triphosphate, une pile riche en énergie. Ensuite pour leur multiplication, ils doivent être capables de réplication du génome portant l'information génétique nécessaire à la reproduction.

Parmi les microbes, on distingue les bactéries, les archaeas et les protistes. Les deux premiers groupes sont des procaryotes qui, à la différence des animaux, des végétaux et des protistes, ont en plus de la membrane cytoplasmique une membrane externe et une paroi entre les deux et pas de noyau, et se reproduisent par simple division.

Les bactéries et les virus sont présents en nous et plus ou moins intimement chez divers animaux. Ils sont commensaux et peuvent être transitoirement bénéfiques et agir comme des probiotiques ou bien sont ou deviennent pathogènes, notamment en produisant des toxines. Bactéries et champignons peuvent aussi produire des substances antibactériennes, les antibiotiques, qui sont des métabolites secondaires et constituent un ensemble moléculaire hétérogène. Leur classification est basée sur leur nature chimique et leur mode d'action sur la bactérie sensible. Les antibiotiques sont inactifs sur les virus car ils ne trouvent pas les cibles au dépens desquels ils tuent les bactéries ou inhibent leur croissance.

Les acides nucléiques sont présents chez tous les êtres vivants. L'acide désoxyribonucléique (ADN) recèle toute l'information génétique permettant à ces derniers de vivre, de croître et de se reproduire. Il est formé de deux chaînes qui sont des polymères de nucléotides (cytosine (C), thymine (T), adénine (A) et guanine (G)), dont l'ordre de succession constitue l'information génétique. Au cours des milliards d'années de l'histoire de la vie, l'ADN n'aurait pas toujours joué ce rôle. Ce serait l'acide ribonucléique (ARN), formé d'une seule chaine constituée de bases nucléotidiques (où la thymine est remplacée par l'uracile), qui aurait été le support de l'information génétique des premières formes de vie apparue sur notre planète[1].

Chez les virus, on trouve l'ADN ou l'ARN entouré d'une capside de nature protéique ou lipoprotéique, comprenant à sa surface des petits appendices ou spicules pour la fixation de la particule virale à la membrane de la cellule qu'elle infecte. En accord avec la conception actuelle des virus selon laquelle ils ne seraient pas assimilables à des êtres vivants, la cristallisation du

---

[1]Gerald FJ (2002) *The antiquity of RNA-based evolution.* Nature 418(6894), 214-221.

Orgel LE (2004) *Prebiotic Chemistry and the Origin of the RNA World.* Crit Rev Biochem Mol Biol 39(2), 99-123.

virus de la mosaïque du tabac, qui est une propriété propre aux substances inanimées, a pu être réalisée par Wendell Stanley en 1935[2]. Leur rôle est de transmettre aux cellules qu'ils infectent le code génétique grâce auquel la cellule infectée peut reproduire le virus.

On peut alors se demander si les virus sont antérieurs ou postérieurs aux premières cellules vivantes. Des considérations théoriques suggèrent que les virus à ARN peuvent provenir du monde des nucléoprotéines par échappement ou réduction des cellules à ARN, alors que les virus à ADN (au moins certains d'entre eux) pourraient avoir évolué directement à partir de virus à ARN. Les virus auraient joué un rôle critique dans les transitions évolutives majeures, telles que l'invention des mécanismes de réplication de l'ARN et de l'ADN[3].

Parmi les espèces microbiennes responsables des épidémies connues chez l'homme, on compte le bacille de la peste, *Yersinia pestis,* du nom de son découvreur Alexandre Yersin, bactériologiste franco-suisse travaillant pour l'Institut Pasteur durant une épidémie de peste à Hong Kong à la fin du XIXe siècle, le bacille du choléra (*Vibrio cholerae*), le bacille de la fièvre typhoïde (*Salmonella typhi*), le bacille de la lèpre (*Mycobacterium leprae*) et l'agent du typhus, le bacille *Rickettsia prowazekii* qui est une bactérie très petite dont l'organisation est incomplète et est, de ce fait, un parasite obligatoire des cellules humaines. Parmi les autres microbes que sont les protistes, les Zooflagellés peuvent aussi causer des épidémies : le trypanosome de la maladie du sommeil et le *Plasmodium* de la malaria.

Les virus responsables d'épidémies sont souvent des virus à ARN, dont les virus de la grippe qui appartiennent à la famille des *Orthomyxoviridae* se répartissent en quatre espèces causant la grippe A, la grippe B, la grippe C et la grippe D et qu'on distingue d'après l'antigénicité de leurs protéines de surface

---

2 Stanley WM (1935). *Isolation of a Crystalline Protein Possessing the Properties of Tobacco-Mosaic Virus.* Science New Series 81(2113), 644-645.

3 Forterre P (2006) *The origin of viruses and their possible roles in major evolutionary transitions.* Vir Res117(1), 5-16.

(hémagglutinine de sérotype H1-18 et neuraminidase N1-11), le virus HIV du syndrome de l'immunodéficience acquise (Sida), qui est un virus à ARN retro-transcriptible (dont l'ARN peut être converti en ADN par une transcriptase inverse pour s'intégrer dans l'ADN de la cellule hôte), et les coronavirus dont celui de la Covid-19.

II

Covid-19, une pandémie parmi d'autres épidémies

Parmi les maladies infectieuses émergentes, on distingue les *endémies,* quand il y a présence habituelle d'une maladie infectieuse dans une population déterminée ou une région précise, avec une incidence stable, les *épidémies* caractérisées par une croissance rapide de l'incidence d'une maladie dans une région donnée et pendant une période donnée et les *pandémies* qui touchent une partie particulièrement importante de la population mondiale ou sa totalité et qui surviennent lors de déséquilibres majeurs liés à des modifications sociales et environnementales[4].

On trouve une description d'une « pandémie » dans « Les *Animaux malades de la peste* » de Jean de La Fontaine : « *Ils ne mouroient pas tous, mais tous eſtoient frappez* ».

La pandémie actuelle, appelée Covid-19 (abréviation de **Co**rona**vi**rus **d**isease-20**19**), est due au coronavirus SARS-CoV-2 et est apparue en Chine centrale le 17 novembre 2019, plus précisément à Wuhan dans la province de Hubei. Le 30 janvier 2020, l'OMS (Organisation Mondiale de la Santé) recommande des mesures de protection essentielles pour prévenir la saturation des services de soins intensifs et renforcer l'hygiène préventive (suppression des contacts physiques, fin des attroupements et des grandes manifestations ainsi que des déplacements et voyages non indispensables, promotion du lavage des mains, mise en application de quarantaine, port du masque, etc.). Pour freiner la formation de nouveaux foyers de contagion et préserver les capacités d'accueil de leurs hôpitaux, de nombreux pays décident

---

[4] du grec ancien πᾶν / *pãn* « tous » et δῆμος / *dễmos* « peuple ».

des mesures de confinement, la fermeture de leurs frontières et l'annulation des manifestations sportives et culturelles. Ces décisions ont des conséquences économiques, sociales et environnementales et font peser des incertitudes et des craintes sur l'économie mondiale et sur l'éducation, la santé et les droits fondamentaux des populations.

La recherche sur le nouveau coronavirus s'est emballée : publications, essais cliniques et modélisations se multiplient dans des proportions inédites. Les normes habituelles de production de connaissance sont bousculées. Le séquençage du génome viral est d'une grande importance pour la mise au point de kits de diagnostic dans le monde entier et pour la fabrication de vaccins. Yong-Zhen Zhang et ses collègues de l'Université Fudan, de Shanghai, sont les premiers à avoir séquencé le génome du nouveau coronavirus. Ils ont placé la séquence du génome dans GenBank (81 différentes séquences en date du 19 février 2020), une base de données en libre accès. Les chercheurs de partout ont immédiatement commencé à l'analyser pour qu'on puisse établir des diagnostics. L'OMS et le Centre chinois de contrôle et de prévention des maladies publient également des données statistiques ouvertes concernant, entre autres, le nombre de personnes atteintes.

Structure et mode d'action du virus SARS-Cov-2

Parmi les virus respiratoires, c'est le septième virus du type coronavirus identifié comme transmissible à l'homme. Parmi ces virus, il y en a trois qui sont à l'origine de maladies parfois mortelles que sont : 1) le syndrome respiratoire aigu (SRAS), qui a fait des centaines de morts en 2002-2003, 2) le syndrome respiratoire du Moyen-Orient (MERS), qui a sévi en Arabie Saoudite en 2014, et finalement 3) la pandémie actuelle, Covid-19, qui a déjà tué deux millions huit cent mille personnes dans le monde.

Le génome du virus responsable de la Covid-19, le SARS-CoV-2, consiste en une molécule d'acide ribonucléique à une seule chaîne (ARN monocaténaire) de près de 30 000 nucléotides et comprend 15 gènes. Il dériverait du génome du SARS-CoV-1 à l'origine de la SRAS, qui fait environ la même taille, à une centaine de nucléotides près. Dans les deux cas, le gène le plus important code pour une longue protéine, qui est ensuite coupée pour libérer des protéines structurelles et enzymatiques du virus. Le deuxième gène important est celui qui code la protéine S (spike protein) dans les spicules ancrés dans la coquille lipoprotéique qui entourent la particule de virus et permettent l'entrée du virus dans les cellules cibles du tractus respiratoire et gastrique. La protéine S contient deux sous-unités, S1qui contient un domaine de liaison au récepteur (RBD, receptor binding domain) et S2 qui est la 'tige' de la structure contenant d'autres éléments de base nécessaires à la fusion membranaire. Les deux virus, SARS-CoV-1 et -2, possèdent la même protéine S (99 % d'identité) et utilisent donc la même porte d'entrée pour infecter les cellules. Le récepteur cellulaire est aussi une protéine (l'enzyme de conversion de l'angiotensine 2 ou ACE2), qu'on retrouve à la surface de nombreuses cellules du corps humain. Mais, dans le cas de SARS-CoV-2, la force de cohésion de la protéine S au récepteur cellulaire est au moins dix fois supérieure à celle de la protéine S du SARS-CoV-1, ce qui le rend plus contagieux. La protéine S pourrait reconnaître d'autres récepteurs, ce qui pourrait expliquer son tropisme pour des types cellulaires ACE-2 négatifs[5]. En fait, il existe une autre porte d'entrée pour le virus dans les cellules humaines. En effet, la protéine S du SARS-CoV-2 reconnaît une autre protéine transmembranaire, la neuropiline, et s'y lie. Une petite séquence propre au SARS-CoV-2 code un motif ressemblant à celui que l'on trouve dans les protéines humaines interagissant avec la neuropiline. Plus précisément, ce motif est une certaine succession d'acides aminés, l'arginine et l'alanine (Arg-Arg-Ala-Arg), reconnue par certaines protéases, les furines. Ces enzymes coupent la protéine S en les deux sous-unités S1 et S2. Ce clivage entraîne l'exposition par S1 d'un motif dit CendR, qui se lie à la partie extracellulaire des neuropilines. Dans presque toutes les cellules pulmonaires et olfactives, la protéine ACE2 n'a été

[5] Namita S, Lal SK (2007) *The Molecular Biology of SARS Coronavirus.* Ann NY Acad Sci 1102, 26-38.

détectée qu'à des niveaux très bas, tandis que la neuropiline était abondante. Et dans cinq cas sur six les cellules de l'épithélium olfactif dotées uniquement de neuropiline étaient infectées par le SARS-CoV-2[6].

La protéine S responsable de la fixation du virus est donc la cible des anticorps neutralisants. Mais la particule virale contient une autre protéine, également importante à ce sujet puisqu'elle est utilisée comme marqueur dans les tests de diagnostic. Il s'agit de la protéine N de la nucléocapside, une phosphoprotéine hautement immunogène et normalement très conservée.

Infection et réponse à l'infection

La contagiosité d'un virus en général dépend de son taux de transmission (R_0) qui désigne le nombre moyen de personnes qu'une personne contagieuse peut infecter dans une population où tous les individus sont sensibles à l'infection. Tant que R_0 est inférieur à 1, la maladie ne se diffuse pas et n'arrive pas au stade de l'épidémie, et quand il atteint 1, le nombre de contaminations reste stable sans provoquer de pic épidémique. C'est quand R_0 est supérieur à 1 que la maladie se propage de façon exponentielle et provoque une épidémie, voire une pandémie. Au début de la pandémie, le R_0 du SARS-CoV-2 était compris entre 1,4 et 6,49 et, juste avant le premier confinement de la France en mars 2020, il avait été estimé à 2,8[7].

Les deux coronavirus se transmettent via des microgouttelettes expulsées lors de quintes de toux, d'éternuements ou de bavardages entre personnes rapprochées. Des observations par la technique du laser ont révélé que le discours à haute voix peut émettre des milliers de gouttelettes. Dans un endroit clos, où l'air est stagnant, elles disparaissent par

---

[6] Cantuti-Castelvetri L (2020) *Neuropilin-1 facilitates SARS-CoV-2 cell entry and infectivity*. Science 370(6518), 856-860.
Daly JL et al (2020) *Neuropilin-1 is a host factor for SARS-CoV-2 infection*. Science 370(6518), 861-865.
[7] Blaize A (2021) *Covid-19 : point épidémiologique du 7 janvier 2021*. Santé Publique, France.

la fenêtre entre 8 et 14 minutes, ce qui correspond à des perles de l'ordre de 4 µm (micromètre, millième de millimètre) de diamètre, ou à 12-21 µm avant déshydratation. Des mesures effectuées sur des patients chinois montrent qu'un malade peut exhaler, rien qu'en respirant, plus de 100 000 particules virales par minute[8].

Au cours de l'année 2020, au moment où des mesures ont été prises pour endiguer l'épidémie, le nombre de contaminations a augmenté de façon exponentielle jusqu'à atteindre un plateau puis est progressivement redescendu sous l'effet de ces mesures. Celles-ci ont été basées sur le risque que les restaurants sont la cause principale des cas (10 000 sur 100 000 habitants), puis les cafés et les bars (1000 cas sur 100 000), les magasins (100 cas). Il est donc nécessaire de cibler tous les lieux stratégiques, identifier l'évènement super-propagateur et limiter les bulles sociales (moyenne de 1,5 par mille cas), étant donné que, plus le groupe est petit, moindre est la probabilité d'y trouver un malade et la taille du foyer potentiel. Après un relâchement des mesures au bout de six mois, on a assisté à une deuxième vague. Le nombre de décès est en moyenne de 1,5 par mille cas d'infection, dont 1,16 en Pologne et 1,96 en Tchéquie[9].

On ignore si la charge virale d'un individu infecté qui le rend contagieux semble la même chez l'enfant que chez l'adulte, mais la réponse à l'infection n'est pas la même chez l'enfant infecté, où elle est non apparente, que chez l'adulte. La distribution des cas sévères en fonction de l'âge est inhabituelle pour une pandémie. La grippe, surtout pendant la première vague d'une épidémie, risque d'être mortelle chez les moins de 65 ans, surtout chez les jeunes enfants. La réponse résiderait notamment dans les particularités de la fixation de la protéine S au récepteur ACE2, qui serait moindre chez les individus jeunes que chez les

---

8 Stadnytskyi VI (2020) *The airborne lifetime of small speech droplets and their potential importance in SARS-CoV-2 transmission.* Proc Natl Acad Sci USA 117(22), 11875-11877.

Yao M, et al. *Exhaled breath is a significant source of SARS-CoV-2 emission.* medRχiv 2020 (doi: 10.1101/2020.05.31.20115154).

9 De Best R (2021) *Coronavirus (COVID-19) deaths worldwide per one million population as of March 4, 2021, by country.* Statista.

personnes plus âgées. Il y a une autre explication d'ordre immunologique : beaucoup d'enfants et adolescents sont parmi des personnes qui, naturellement sans être infectés, produisent des anticorps contre la sous-unité S2 de la protéine S.

La pathologie associée à l'infection fera l'objet du chapitre VIII. Le bon fonctionnement de la protéine ACE2 protège contre l'inflammation et contre les maladies cardiovasculaires. Si le virus se fixe dessus et la bloque, l'individu fera une inflammation pulmonaire et aura des problèmes cardiaques pouvant être mortels. L'infectiosité diffère selon que les deux molécules de cystéine dans la protéine réceptrice ACE2, qui forment un pont disulfure (S-S), sont présentes et réduites ou oxydées, ce qui n'est pas le cas des animaux résistants au virus. Or l'oxydation cellulaire est plus élevée chez les personnes âgées ou malades, ce qui favorise la formation du pont disulfure, dont dépend la fixation du virus[10].

L'ACE existe sous des formes différentes dans différentes populations, ce qui expliquerait pourquoi certaines populations sont plus à risque que d'autres[11]. Les populations scandinaves et des pays de l'est, par exemple, ont en général une enzyme dont la forme diffère de celle des pays occidentaux, moins appropriée à la fixation du virus de sorte que ces personnes sont moins sujettes à la maladie. Le risque est donc lié à des différences génétiques entre populations. Le décès inattendu chez de rares enfants et, en revanche, la guérison de notre compatriote Marie-Henriette qui a contracté la maladie à 106 ans pourraient aussi s'expliquer par une caractéristique génétique particulière de ces personnes.

D'après une récente publication, la protéine S du virus s'attache mieux à l'antigène du groupe sanguin A qui, pour des raisons inconnues, se trouve à la surface des cellules pulmonaires. Comme la protéine S du virus s'attache davantage à cet antigène, l'infectiosité serait plus grande chez les personnes à groupe A,

---

[10] Singh J (2020) *Why are some groups more vulnerable to COVID-19?* Interview dans News Medical Life Sciences (12/2020)

[11] Calcagnile M et al (2020) *ACE2 polymorphisms and individual susceptibility to SARS-CoV-2 infection: insights from an* in silico *study.* BioRχiv (doi:10.1101/2020.04.23.057042

considérées dès lors comme des personnes à risque[12].

Parmi les facteurs qui favorisent la contagion, il en est dans l'environnement qui augmentent le taux d'infection. Ainsi, selon une récente publication émanant de l'Université de Munich, il existerait une corrélation entre l'augmentation de la quantité de pollen dans l'air et l'incidence des cas de Covid-19. La présence de ces grains de pollen pourrait augmenter le taux d'infection de 10 à 30 %. Le mécanisme impliqué ne concerne pas plus les personnes allergiques que celles qui ne le sont pas. Il consisterait en l'inhibition par le pollen de certains gènes de la réponse antivirale des cellules épithéliales du nez, ce qui diminuerait les capacités de défense de ces dernières[13].

Mutations du virus

L'analyse continuelle du génome du SARS-CoV-2 depuis l'apparition du virus en Chine a permis de découvrir de nombreuses mutations. Des scientifiques chinois en avaient recensé une trentaine il y a un an, mais on en compte beaucoup plus aujourd'hui. De nouvelles souches du SARS-CoV-2, observées d'abord au Royaume-Uni en novembre 2020, puis en Afrique du Sud et au Brésil, rendent le virus 40 % à 70 % plus transmissible, sans qu'il soit plus virulent. En se propageant rapidement, ces nouvelles souches deviendraient la forme 'dominante' du virus. Elles ont déjà entraîné une très forte hausse du nombre des hospitalisations dès décembre 2020. C'est un mode d'adaptation tout à fait naturel : les virus sont dotés d'un matériel génétique qui peut être sujet à des modifications lorsqu'ils se répliquent. Autrement dit, les mutations changent la clé qu'utilise le virus pour entrer dans les cellules.

---

[12] Zhao J et al (2021) *Relationship between the ABO Blood Group and the COVID-19 Susceptibility.* MedRχiv (preprint).

[13] Damialis A et al (2021) *Higher airborne pollen concentrations correlated with increased SARS-CoV-2 infection rates, as evidenced from 31 countries across the globe.* Proc Natl Acad Sci USA 118(12), e2019034118.

Parmi les huit mutations qui affectent la protéine S, les plus inquiétantes sont celles du SARS-CoV-2 N501Y, dont l'affinité pour le récepteur humain et murin ACE2 est la plus élevée, et celles des mutants N439K, Y453F et E484K qui pourraient échapper partiellement à l'action des anticorps neutralisants comme il en sera question plus loin (chap. X)[14].

Sur la base des différentes études, l'OMS juge que le variant brésilien pourrait être 2,5 fois plus transmissible et le variant anglais 36% à 75% plus contagieux et 64% plus mortel que le coronavirus classique[15]. En s'appuyant sur d'autres travaux menés en Afrique du Sud, l'OMS estime que le variant sud-africain augmente de 20 % le risque de décès à l'hôpital[16]. Le variant anglais est aussi plus contagieux chez les personnes plus jeunes, moins sensibles au virus classique[17].

D'autres mutations ont été identifiées comme pouvant être sélectionnées par les anticorps. Deux publications récentes font état de deux patients qui ont fait l'objet d'une infection prolongée au coronavirus en recevant des anticorps par transfusion sanguine[18]. Les analyses réalisées sur ces patients vont dans le sens de l'hypothèse de sélection. En effet, chez ces deux patients, l'infection anormalement longue et l'apport continu d'anticorps

---

[14] Greaney AJ et al (2021) *Comprehensive mapping of mutations to the SARS-CoV-2 receptor-binding domain that affect recognition by polyclonal human serum antibodies.* BioRXiv (doi: org/10.1101/2020.12.31.42502).

[15] Challen R et al (2021) *Risk of mortality in patients infected with SARS-CoV-2 variant of concern 202012/1: matched cohort study.* BMJ 372, n579. (doi: https://doi.org/10.1136/bmj.n579).

[16] Makoni M (2021) *South African responds to new SARS-CoV-2 variant.* The Lancet 397(10271), 267.

[17] Jackson CB et al (2020) *Functional importance of the D614G mutation in the SARS-CoV-2 spike protein.* Biochem Biophys Res Commun 29(538), 108–115.

[18] Avanzato VA et al (2020) *Case Study: Prolonged Infectious SARS-CoV-2 Shedding from an Asymptomatic Immunocompromised Individual with Cancer.* Cell (doi: 10.1016/j.cell.2020.10.049).

Choi B et al (2020) *Persistence and Evolution of SARS-CoV-2 in an Immunocompromised Host.* N Engl J Med.

jusqu'à la clairance virale se traduisent par des mutations et des délétions plus nombreuses au cours du temps. La plupart de ces mutations sont neutres, c'est-à-dire qu'elles ne changent pas la dangerosité, ni la transmission ou la sensibilité des réponses du système immunitaire.

Est-ce qu'une nouvelle souche peut expliquer le fait qu'on n'arrive pas à casser la chaîne de transmission ? Les gestes barrières ne seraient-ils pas suffisamment bien appliqués ? Ces questions sont légitimes quand la courbe des contaminations peine à ralentir.

Recombinaisons génétiques.

On peut aussi s'attendre à des recombinaisons génétiques dans les cas de co-infection par SARS-CoV-2 et d'autres virus respiratoires proches. L'analyse de 84 génomes de ce virus a permis d'identifier ceux qui avaient pu se former par recombinaison[19]. On peut alors craindre qu'une co-infection humaine par deux ou plusieurs rétrovirus apparentés à SARS-CoV-2 soit le creuset d'un nouveau virus générateur d'une nouvelle pandémie.

---

[19] Yi H (2020) *2019 Novel Coronavirus is Undergoing Active Recombination.* Clin Infect Dis 71(15), 884–887.

III

Histoire des épidémies et pandémies

Les épidémies et les pandémies ont toujours existé et on doit s'attendre à ce qu'elles se répètent régulièrement avec un taux de mortalité élevé. Il y a d'importantes différences au niveau du nombre de morts selon ces maladies, mais il serait vain de les comparer car elles ont eu lieu à des endroits et à des époques où l'assistance sanitaire était très inégale. Par exemple, la grippe espagnole en 1918 a fait plusieurs millions de morts, mais à cette époque l'assistance médicale était nettement insuffisante et la Covid 19 à ce moment-là aurait aussi fait de très nombreuses victimes.

En règle générale, le choix des maladies prioritaires se basent sur la transmission à l'homme, la gravité ou la mortalité, leur extension, le risque potentiel de propagation internationale, les conséquences sociales éventuelles. D'autres facteurs sont pris en compte, notamment par rapport à l'agent pathogène qui échappe au système immunitaire ou le dérègle, à l'absence d'immunité croisée (contre les agents pathogènes voisins) ou à la faiblesse de l'immunité.

Déjà à l'époque préhistorique, les maladies étaient attribuées à une punition des dieux. Nos ancêtres avaient bien acquis une certaine connaissance des plantes (plantes dépuratives, salsepareille, plantes vomitives, herbes à chats, etc.), mais ils pensaient que les dieux et les démons animent les phénomènes naturels qui constituent leur environnement, comme la pluie, la foudre ou les tremblements de terre, et que les dieux peuvent se mettre en colère si on les fâche. Ces dieux et ces démons devenaient les objets de cultes divers et de rituels destinés à demander le pardon ou la protection de l'homme. L'homme allait même jusqu'à faire des trépanations afin de libérer le corps de l'esprit malin qui y était entré et le délivrer ainsi de la maladie. Chez les Etrusques cette croyance est encore plus présente que jamais et ils multiplient les sacrifices et les offrandes tels que les ex-voto destinés à protéger ou à guérir le corps ou une partie du corps humain. Durant l'Antiquité, on retrouve chez les Grecs un culte des dieux de la médecine. En effet, plusieurs dieux ont la médecine dans leurs attributions, le plus connu et le plus important étant Asclépios, fils d'Apollon et de Coronis, élevé par le Centaure Chiron qui va lui transmettre le secret des plantes médicinales. Le culte d'Asclépios est adopté par les Romains qui le baptisent Esculape. Les Grecs et les Romains vont quand même faire quelques progrès en médecine surtout sur le plan de la pharmacopée et de l'auscultation. Hippocrate de Cos va prôner l'auscultation et la théorie des quatre humeurs selon laquelle le corps est composé de quatre éléments et qu'il est malade lorsqu'il y a un déséquilibre entre ces éléments[20].

Les pandémies peuvent être très anciennes. La première pandémie connue chez *Homo sapiens* est la Peste Antonine entre 165 et 180 de notre ère, appelée ainsi mais probablement due à la variole et, en 735, est survenue une autre épidémie de variole au Japon. La variole est une maladie cutanée due à un virus de la famille des poxviridae à ADN bicaténaire.

Après l'an 800, les épidémies de variole s'espacent, mais reviennent au XVIe siècle et tuent près de 400 000 Européens chaque année à l'approche du XVIIIe siècle. Elles persistent au XIXe siècle, y compris dans les pays industrialisés, sous la forme d'épidémies de brève durée, mais parfois très meurtrières (France, hiver 1870-1871), puis, au XXe siècle, la variole aurait tué près de 300 à 500 millions de personnes[21]. Elle est pratiquement éradiquée depuis 1980[22].

La fièvre jaune à l'origine de plusieurs pandémies dévastatrices est aussi due à un virus. En 1793, elle a tué plus de

---

[20] Gasparon D (2015) *Petite Histoire Des Grandes Epidémies*, Société belge d'Histoire de la Médecine. https://www.google.fr/ur?

[21] Saint Louis University (2008) *How Poxviruses Such as Smallpox Evade The Immune System.* Science Daily.

[22] Sansonetti P (2017) *Vaccins*, Odile Jacob, p. 8

5 000 personnes à Philadelphie, soit près de 10 % de la population et près de la moitié des habitants ont fui la ville[23].

Les XXe et XXIe siècles ont connu diverses viroses mortelles, dont la grippe due à un virus à ARN simple brin de la famille des orthomyxoviridae. La grippe russe de 1889-1890, considérée comme la première grippe pandémique, a été suivie de la grippe espagnole de 1918 due au virus de l'influenza H1N1 (H1 pour hémagglutinine de type 1 et N1 pour la neuraminidase de type 1, servant à l'infection) et responsable de plus de 40 millions de morts. D'autres grippes ont survenu en Asie (grippe asiatique en 1957 et grippe de Hong-Kong en 1968). Avant la grippe porcine en 2009 est venue la première épidémie Ebola en 1976 au Soudan puis au Congo belge (Zaïre) causant une fièvre hémorragique mortelle[24]. Elle est due à un virus, découvert par le Belge Peter Piot, qui présente un génome constitué d'ARN monocaténaire d'environ 19 000 bases, qui code sept protéines structurelles, l'ARN polymérase ARN-dépendante et des nucléoprotéines[25]. D'autres épidémies Ebola sont dues à d'autres espèces de ce même virus, parmi lesquelles celle de 2014 à 2016 est responsable de 11 000 morts de nouveau en Afrique centrale.

Epidémies virales actuelles

Outre les grippes et l'Ebola, d'autres épidémies d'origine virale sont survenues au cours de ces 60 dernières années avant la pandémie actuelle[26] :

Maladie à virus Marburg, apparentée à Ebola.
Fièvre de Lassa, fièvre hémorragique due à un arénavirus découvert en 1969 au Nigeria.

---

[23] Monath TP, Cetron MS (2008) *Yellow fever vaccine*. Saunders Elsevier, Philadelphia.

[24] *Ebola haemorrhagic fever in Zaire, 1976.* Report of an International Commission (1978) Bull World Health Organ 56(2), 271-293.

[25] Nanbo A et al (2013) *The spatio-temporal distribution dynamics of Ebola virus proteins and RNA in infected cells*. *Sci Rep* 3, n° 1206.

[26] WHO (2020) *List of top emerging diseases likely to cause major epidemics.*

Fièvre de la vallée du Rift, zoonose africaine due à un phlébovirus transmis par les moustiques.
Fièvre West Nile, zoonose à symptomatologie grippale, proche de la dengue, due à l'arbovirus West Nile transmis par les moustiques *Culex*.
Maladie à virus Zika, flavivirus transmis par les moustiques *Aedes*
Chikungunya, due à un arbovirus transmis par *Aedes*.
Syndrome de la fièvre sévère avec thrombocytopénie, dû à un phlébovirus transmis par les tiques.
Infection à virus Nipah, à ARN (paramyxovirus) dont l'hôte naturel est une chauve-souris frugivore.
SRAS, le syndrome respiratoire aigu sévère de 2003 dû à un virus à ARN, le coronavirus SARS-CoV-1.
MERS due au coronavirus MERS-CoV.

Epidémies bactériennes

Comme mentionné au début, les épidémies peuvent aussi être dues à des bactéries, le bacille de la peste (*Yersinia pestis*), le vibrion cholérique causant le choléra (*Vibrio cholerae*), le bacille de la lèpre (*Mycobacterium leprae*) ou le bacille du typhus (*Rickettsia prowazekii*), ou à des protistes comme *Plasmodium falciparum* transmis par le moustique et causant le paludisme ou la malaria.

Au XIIIe siècle, la lèpre, devenue endémique dans l'Antiquité tardive, est relancée à partir du Moyen Âge central suite aux contacts avec le Proche-Orient. Selon la chronique du moine Matthieu Paris, près de 19 000 léproseries existent en Europe à cette époque ; les historiens estiment que l'Europe en 1300 comptait environ 600 000 lépreux sur une population totale de 75 à 80 millions d'habitants.

Les pestes, qui sont dues à *Yersinia pestis,* remontent à la Peste de Justinien qui a fait plusieurs millions de morts en 541. Parmi elles, la peste bubonique est transmise à l'homme par des puces (la peste pulmonaire est transmise par voie aérienne). Elle a fait au XIVe siècle 200 millions de morts. En janvier 1349, les habitants de Londres venaient d'être informés d'une dévastation ailleurs en Europe, à Florence notamment où 60 % de la population sont morts de la peste, qui a finalement atteint les ports anglais accueillant les bateaux provenant du continent.

Cette peste appelée "mort noire" (Black Death) s'est alors étendue causant la mort de la moitié de la population londonienne, ainsi que celle de plus de 30 % de la population en Europe, en Asie et en Afrique. Les symptômes étaient douloureux, dont la fièvre, des vomissements, des saignements, des pustules sur la peau et des nodules lymphatiques, d'où son nom de peste bubonique. La mort est survenue en trois jours[27].

Au XVIIe et XVIIIe siècles, les grandes pestes ont régulièrement ravagé l'Europe. Une grande épidémie de peste est apparue en Chine dans la deuxième moitié du XIXe siècle. Elle fait d'abord plusieurs millions de victimes en Chine et en Inde et elle se répand dans le monde entier, mais elle est bloquée au niveau des ports des autres continents ne faisant que quelques milliers de victimes[28].

La peste épidémique dans l'Empire Ottoman est éliminée en quelques années et se termine en 1841 après une sévère adoption et application des règlements européens. Elle ne subsiste que sous la forme de cas locaux épisodiques[29].

Le choléra dû à *Vibrio cholerae* est strictement limité à l'espèce humaine et cette maladie est caractérisée par des diarrhées brutales abondantes (gastro-entérite) menant à une sévère déshydratation. En l'absence de thérapie par réhydratation orale, la forme majeure classique peut causer la mort dans plus de la moitié des cas en l'espace de trois jours dès les premières heures. La contamination est d'origine fécale, par la consommation de boissons ou d'aliments souillés. Limitées initialement à l'Asie (Inde, Chine et Indonésie), les épidémies de choléra se développent au XIXe siècle en véritables pandémies qui atteignent le Moyen-Orient, l'Europe et les Amériques. La

---

[27] Biraben, J-N (1976) *Les hommes et la peste en France et dans les pays européens et méditerranéens*, t. II : *Les hommes face à la peste.* Mouton, Paris.

Biraben J-N (1995) *Les routes maritimes des grandes épidémies au Moyen Âge.* In : *L'homme, la santé et la mer.* Actes du colloque international tenu à l'Institut catholique de Paris, Christian Buchet (Ed.).

[28] Séguy I, Alfani G (2017) *La peste : bref état des connaissances actuelles.* Annales de démographie historique, n° 2, 23-24.

[29] Biraben J-N, Le Goff J (2017) *La Peste dans le Haut Moyen Age.* Cambridge University Press

puissance du choléra est démultipliée par le passage de la marine à voile à la vapeur, et par l'arrivée du chemin de fer. De violentes épidémies frappent l'Europe et l'Amérique du nord, d'abord de 1829 à 1837, puis de 1840 à 1860. Après la Russie en 1828, la Pologne, l'Allemagne, la Hongrie, l'Angleterre — où le choléra tue plus de 500 000 personnes — et la France furent touchées par une épidémie au printemps 1832, qui revient en France pour y faire 143 000 morts en 1854[30].

D'autres fléaux prennent de l'importance, comme le typhus lié aux camps militaires, et la tuberculose sous la forme d'adénopathies cervicales, les écrouelles[31].

Maladies épidémiques des enfants

Les épidémies frappent surtout les enfants, reviennent régulièrement et sont de gravité variable. Les plus importantes, en fréquence comme en gravité, sont et ont été la diphtérie, la poliomyélite, la scarlatine, et la rougeole. Il y avait 3 à 4 millions de cas de rougeole aux États-Unis chaque année avant qu'un vaccin ne soit introduit en 1963. La rougeole a tué près de 200 millions de personnes dans le monde en 150 ans[32].

Paludisme

A partir du Xe siècle, le paludisme jusqu'alors confiné en Méditerranée tend à s'installer dans les zones marécageuses de l'Europe du nord[33]. La malaria due à *Plasmodium vivax*, souvent considérée comme bénigne, décline en Europe mais atteint son expansion maximale en Amérique du nord, où elle est liée aux modifications de l'habitat et de l'activité agricole. La malaria due à *P. falciparum*, qui est plus virulente, était une menace pour les

---

[30] Eliot E (2012) *Interpréter les épidémies du passé : exemple de l'épidémie de choléra-morbus en Normandie en 1832*. Eduscol.

[31] Rook G et al (2005) *Immune responses to tuberculosis in developing countries: implications for new vaccines.* Nat Rev Immunol 5,661-667.

[32] Torrey EF, Yolken RH (2005) *Their bugs are worse than their bite.* Washington Post, 3 avril, p. B01.

[33] Biraben J-N (1995) *loc.cit*, p.26.

Chronologie d'épidémies avant celles dues aux coronavirus

Année	Nom	Agent pathogène	Zone géographique	Nombre de victimes
165-180	Peste Antonine	Virus de la variole	Empire romain	5 millions
541-542	Peste de Justinien	*Yersinia pestis*	Europe et Bassin Méditerraéen	30 millions
735-737	Epidémie de variole	Virus de la variole	Japon	1 million
1347 -1351	Peste noire	*Y. pestis*	Europe	25 millions
1520	Epidémie de variole	Virus variolique	Europe	56 millions
XVIIe siècle	Grande Peste	*Y. pestis*	Europe	3 millions
XVIIIe siècle	Epidémie de variole	Virus variolique	Amérique	Amérindiens du Nord
1817 -1923	Pandémies de choléra	*Vibrio cholerae*	Monde	1 million
1855 -1920	Pandémies de peste	*Y. pestis*	Monde	12 millions
1889 -1890	Grippe Russe	Virus influenza H3N3	Monde	1 million
Fin 1800	Fièvre jaune	Flavivirus	Monde	>100 000
1918-19	Grippe espagnole	Virus H1N1	Monde	40 millions
1957-58	Grippe asiatique	Virus H2N2	Monde	1,1 million
1968-70	Grippe de Hong-Kong	Virus H3N2	Asie	1 million
1981	Sida	Rétrovirus HIV	Monde	35 millions
2009-10	Grippe porcine	Virus H1	Monde	> 200 000
2014-16	Ebola	Virus Ebola	Afrique centrale	> 11 000

[34] *L'histoire des pandémies*. Courr Intern 1537 (16 avril 2020), 34-35.

colonisateurs et indigènes lorsqu'elle atteignait pour la première fois le continent américain lors d'échanges d'esclaves. En 1830, elle a fait des ravages dans le Sud, le Midwest et le Pacific Northwest[35].

Facteurs de propagation des épidémies et leur usage diabolique.

Parmi les facteurs de propagation des épidémies, la circulation continue de personnes est évidemment importante. Je rappelle que le choléra a bénéficié du passage de la marine à voile à la vapeur et de l'arrivée du chemin de fer. L'avion est un facteur clé au niveau mondial. Les lignes sur lesquelles il y a de gros flux de passagers créent des chemins préférentiels pour l'agent pathogène. Si la Chine avait fermé ses aéroports très tôt, en novembre 2019, le SARS-CoV-2 n'aurait peut-être pas déclenché de pandémie.

Aussi loin qu'on remonte dans le temps, les épidémies peuvent décider de l'issue d'une bataille. Après une guerre, le pays victorieux érige des statues en l'honneur des généraux vainqueurs. On pourrait ériger une statue montrant un microbe car, aussi loin qu'on remonte dans le temps, les épidémies peuvent décider de l'issue d'une bataille. Qu'on pense à la guerre d'Éthiopie où l'on doit invoquer le bacille de la typhoïde. Pendant la retraite de Russie de Napoléon, on a dénombré davantage de soldats français morts du typhus que par l'armée russe. Lors d'une autre campagne, la fièvre jaune a aussi contribué à anéantir les troupes de Napoléon.

D'ailleurs, la peste, l'anthrax (ou charbon), la dysenterie, le typhus, la typhoïde, le choléra, la gangrène gazeuse, le botulisme, étaient tellement connus pour être des vecteurs possibles de propagation d'épidémies qu'ils furent exploités comme base d'une arme bactériologique. En Asie, le riz permettait d'attirer les rongeurs qui, une fois piqués par les puces, devenaient à leur tour porteurs de *Yersinia pestis*, découvert durant une épidémie de peste à Hong Kong. Cette épidémie a donné l'occasion au Japonais Shiro Ishii d'inoculer ce bacille à plusieurs prisonniers

[35] Belcher E (1843) *Narrative of a Voyage Round the World.* Henry Colburn, London, v. 1, p. 292.

servant de cobayes dès 1933. Le Japon aurait aussi utilisé des agents biologiques dont la toxine A produite par le *Clostridium botulinum* contre les Soviétiques en Mongolie en 1939. Puis ce fut contre des soldats chinois ou toute personne opposée à l'occupation japonaise et contre des prisonniers lors de la guerre contre les Etats-Unis que les armes bactériologiques furent exploitées. La population civile ne fut pas épargnée puisque certaines expérimentations furent menées, sans réelle recherche, contre des civils chinois entre 1940 et 1944, y compris des femmes enceintes, des enfants en bas âge et même des fœtus. Plus tard, la toxine botulique a encore été employée comme arme par des terroristes et, en 1995, par la secte japonaise Aum Shinrikyo. Une tentative d'utilisation de cette toxine a aussi eu lieu lors de la Guerre du Golfe.

Si l'homme exploite ainsi les microbes autrement que pour leurs propriétés variées, si utiles, à des fins aussi graves que l'usage du napalm ou des armes nucléaires, on peut s'attendre à de nouvelles catastrophes.

IV

Interactions homme / animal

Les zoonoses sont des maladies humaines dues à des infections par des agents se transmettant des animaux à l'être humain, et vice-versa. Leur importance sanitaire ne cesse de croître et environ 75 % des maladies humaines émergentes sont zoonotiques[36].

Il semblerait que le premier foyer de peste bovine signalé en Afrique de l'Est en 1887 ait décimé 90 % du cheptel bovin et provoqué une famine généralisée. Les récentes épidémies de fièvre de West Nile et d'influenza aviaire et la hausse de la rage en Europe de l'Est et en Asie attestent de la vitalité des maladies émergentes dans le monde. Elles présentent une menace croissante pour la santé publique et chaque année une nouvelle maladie d'origine animale apparaît et présente un risque pour la population mondiale. Les souches de virus de la grippe apparaissent souvent par l'interaction de populations humaines, porcines et aviaires[37].

Le XXe siècle a été témoin de trois pandémies de grippe d'origine animale probable, dont le virus appartient à la famille des orthomyxoviridae : (1) la grippe espagnole en 1918, dont le virus aurait dérivé d'une souche provenant d'une espèce animale, notamment aviaire, (2) la grippe porcine en 1957 et (3) la grippe aviaire due au virus H5N1 en 1968.

Il est apparu que l'épizootie (maladie frappant une espèce animale ou un groupe d'espèces dans une région plus ou moins

---

[36] Lloyd-Smith J O et al (2009) *Epidemic dynamics at the human-animal interface*. Science 326, 1362–1367.

[37] Barry S et al (2007) *La grippe, une menace éternelle*. CBMH 27(2), 445-466.

vaste) due à H5N1 a, de 2004 à 2007, durement frappé les oiseaux, surtout des volailles, et aussi quelques centaines d'humains. À la panzootie (épizootie touchant un continent ou le monde) a succédé la pandémie humaine due au passage direct de H5N1 des oiseaux aux humains par une mutation, causant des réactions immunitaires catastrophiques. Il semble que dans de rares cas un virus aviaire autre que H5N1 puisse aussi directement infecter l'homme[38].

Par contre, le virus H1N1 était atténué par son réassortiment chez les porcs, dont les voies respiratoires sont plus proches de celles de l'homme, ce qui explique en partie le nombre relativement faible de décès[39]. Il circulait déjà chez les porcs de Hong Kong où les élevages étaient mieux surveillés que les élevages américains[40].

Le virus Nipah est également un virus à ARN, mais d'une autre famille (paramyxoviridae). Son hôte naturel est la chauve-souris frugivore. La transmission à l'homme a lieu par absorption de fruits contaminés par la salive ou les déjections de chauves-souris infectées et aussi par la viande de porc. La première épidémie, apparue en 1998 en Malaisie, fut transmise à l'homme par des porcs contaminés touchant 276 personnes et en tuant 106[41]. Suite à des incendies de forêts de Bornéo entretenus par le courant côtier saisonnier chaud El Niño, des fumées ont fait fuir les chauves-souris et à les amener dans des porcheries semi-intensives. Elles ont déféqué sur les arbres fruitiers qui servaient à nourrir les cochons[42].

---

38 Van Kerkhove MD et al (2011) *Highly pathogenic avian influenza (H5N1): pathways of exposure at the animal-human interface, a systematic review*. PLoS One 6, e14582.

39 Keck F (2010) *L'interface homme/animal dans la préparation des pandémies grippales*. Espace Ethique Ile-de-France

40 Smith GJD et al (2009) *Origins and evolutionary genomics of the 2009 swine H1N1 influenza A epidemic*. Nature 459, 1122-1125.

41 Eaton BT et al (2006) *Hendra and Nipah viruses: different and dangerous*. Nature Rev Microbiol 4(1), 23-35

42 Chua KB et al (2002) *Anthropogenic deforestation, El Niño and the emergence of Nipah virus in Malaysia*. Malaysian J Pathol 24(1),15-21.

Selon plusieurs équipes de chercheurs, certaines chauves-souris auraient été des réservoirs naturels du virus Ebola. L'épidémie d'Ebola est revenue en 2007 en République démocratique du Congo. Par la densification de sa présence et son extension spatiale généralisée, l'homme a créé également de plus en plus de promiscuité avec les animaux sauvages. Dans la Communauté économique des États de l'Afrique de l'Ouest, les chimpanzés et quelques espèces de chauve-souris semblent représenter le plus grand danger pour l'homme au regard du risque de transmission du virus Ebola[43].

Montrer le rôle des animaux dans l'émergence des pandémies c'est une façon de montrer tout ce que les humains doivent aux animaux dans leurs dispositifs de surveillance et d'alerte. Les controverses sur la vaccination, qui ont fait ressurgir de vieilles craintes contre l'intervention sanitaire, ont ainsi permis de rappeler que les premiers vaccins mis en place par Jenner supposaient un transfert de souche de variole des vaches aux humains, et que les vaccins contre la grippe sont fabriqués depuis les années 1950 sur des embryons de poulet.

Une controverse eut lieu au sujet de la transmissibilité de *Mycobacterium tuberculosis bovis* à l'homme. Alors que Robert Koch prétendait que cette bactérie ne pouvait être transmisse à l'homme et y causer la tuberculose, mon grand-père Gustave Gratia, recteur de l'école vétérinaire de Cureghem à Bruxelles à la fin du XIXe siècle, montra qu'elle pouvait provoquer des tubercules létaux chez des singes dont *Macacus rhesus*, que la souche provienne de bovins, de porcins ou de malades atteints de tuberculose osseuse, responsable de la maladie des pieds-bots fréquente chez les fermiers[44]. C'est depuis ce moment qu'on obligea les ménages à faire bouillir le lait.

Suite aux nombreuses épidémies de peste et de typhus qui ont perduré jusqu'au milieu des années 1950, on a trouvé des anticorps dans le sang des animaux domestiques, d'où la

---

[43] Courtin F et al (2015) *La dynamique spatio-temporelle du virus Ebola dans l'espace CEDEAO*. Dynamiques Environnementales 36.

[44] Gratia G (1903) Rapport au XIIIe Congrès international d'Hygiène, p. 149.

conclusion d'une possible transmission de l'agent pathogène dans les deux sens.

Le virus HIV de l'immunodéficience acquise (Sida) fait partie d'un groupe de virus entraînant des maladies semblables au sida chez les primates, les virus de l'immunodéficience simienne (SIV), et il serait le résultat de la transmission à l'homme de différents virus au XXe siècle, notamment des SIV des chimpanzés. Bien que les SIV n'infectent habituellement pas l'homme, certaines mutations, dont quelques-unes ont été identifiées, ont permis ces transmissions. Il aurait pu s'agir, par exemple, d'une contamination par voie sanguine lors du découpage d'animaux infectés[45].

Pour en revenir au SARS-CoV-2, on a observé que diverses espèces d'animaux sauvages ou domestiques sont susceptibles de le porter, lui ou des virus apparentés : primates non-humains, chats, chiens, furets, hamsters, lapins, chauve-souris, félins[46]. On a aussi trouvé le virus chez le vison dans les fermes de huit pays européens[47], dont les Pays-Bas où ce foyer d'infection a son origine dans une infection par un variant du virus portant la mutation D614G. Son séquençage a révélé que la transmission a pu se faire dans les deux sens[48].

On attribue souvent une origine animale au SARS-CoV-2 via une espèce de chauve-souris (genre *Rhinolophus*) avec ou sans intervention d'un hôte intermédiaire. L'analyse de la protéine S et du récepteur cellulaire ACE2 démontre que ce virus a un grand spectre d'activité[49].

---

[45] Kuiken C et al (2000) *Genetic analysis reveals epidemiological pattern in the spread of Human Immunodeficiency Virus*. Am J Epidem 152, 814-822.

[46] Hu B et al (2020) *Characteristics of SARS-CoV-2 and COVID-19.* Nat Rev Microbiol 6, 1-14.

McAloose D et al (2020). *From People to* Panthera*: Natural SARS-CoV-2 Infection in Tigers and Lions at the Bronx Zoo.* mBio 11, e02220-20

[47] World Organisation for Animal Health (2020) *COVID-19 Portal: Events in Animals.*

[48] Munnink BBOude et al (2021) *Transmission of SARS-CoV-2 on mink farms between humans and mink and back to humans* Science 371(6525), 172-177.

[49] Wu L et al (2020) *Broad host range of SARS-CoV-2 and the molecular basis for SARS-CoV-2 binding to cat ACE2.* Cell Discov 6, 68.

On a suspecté le pangolin comme étant l'intermédiaire entre la chauve-souris et l'homme mais, d'après l'analyse par séquençage du génome, le pangolin ne peut être un progéniteur du virus.

En plus de la transmission zoonotique, la nourriture temporairement stockée et contenant du poisson ou porc non cuits est une source de contamination. On a pu montrer que le virus peut garder son infectiosité après trois semaines dans la viande ou à la surface de produits frais[50].

Pour certains auteurs cependant, le SARS-CoV-2 est distinct des autres β-coronavirus connus pour circuler chez les animaux domestiques vu l'absence de lien génétique direct, et la voie principale de transmission du SARS-CoV-2 resterait interhumaine[51].

---

[50] Liu P *et al (*2020) *t al Cold-chain transportation in the frozen food industry may have caused a recurrence of COVID-19 cases in destination: Successful isolation of SARS-CoV-2 virus from the imported frozen cod package surface* Biosaf Health 2(4), 199-201.

Han J et al (2020) *Can the coronavirus disease be transmitted from food? A review of evidence risks, policies and knowledge gaps.* Environ Chem Lett 10.1007/s10311-020-01101-x

[51] Chan JF-W et al (2020) *A familial cluster of pneumonia associated with the novel 2019 coronavirus indicating person-to-person transmission: as study of a family cluster*. Lancet 395(10223), 514-523.

V

Hypothèses sur l'origine du virus

Le CNRS (Centre national français de la recherche scientifique) avait remarqué que « les coronavirus étaient largement étudiés dans les laboratoires proches de la zone d'émergence du SARS- CoV-2 », et que « le SARS-CoV-1 qui a émergé en 2003 est sorti au moins quatre fois des laboratoires lors d'expérimentations ». Le CNRS a alors émis l'hypothèse de la « possibilité que SARS-CoV-2 descende d'un virus de chauves-souris isolé par les scientifiques lors des collectes de virus et qui se serait adapté à d'autres espèces au cours d'études sur des modèles animaux dans un laboratoire dont il se serait ensuite échappé accidentellement »[52].

Des animaux porteurs du virus l'auraient excrété par les voies aériennes (nez, bouche). Ensuite, des personnes qui ont manipulé ces animaux les mains nues auraient porté les mains au visage. Le virus a dû franchir au moins une fois l'étape de se lier de manière efficace aux cellules humaines[53]. Le virus aurait pu provenir d'une co-infection par un virus du pangolin et de la chauve-souris *Rhinolophus affinis*[54].

L'émergence du virus pourrait être due à des agriculteurs qui récoltent les déjections de chauves-souris dans des grottes pour les utiliser en tant qu'engrais[55].

---

[52] Pigenet Y (2020) *La question de l'origine du SARS-CoV-2 se pose sérieusement.* J CNRS 28.10.2020

[53] Gracci F (2020) *Voici comment le coronavirus a envahi l'espèce humaine*. science-et-vie.com (25 mars).

[54] Gracci F (2020) *Coronavirus : le virus aurait une origine double.* pourquoi docteur (25 mars 2020).

[55] Kuznia R, Gridffin D (2020) *How did coronavirus break out? Theories abound as researchers race to solve genetic detective story*. CNN (April 6).

Enfin, le virus pourrait avoir été le résultat d'une manipulation génétique et se serait échappé du laboratoire. Des chercheurs auraient découvert des 'insertions' dans la protéine S qui présentaient quelque similarité avec des bouts de la protéine gp120 du HIV, le virus du Sida[56]. Comme les séquences similaires de nucléotides entre le HIV et le SARS-CoV-2 sont très courtes (une trentaine sur un génome qui en compte 30 000), leur ressemblance a été interprétée par certains comme fortuite[57]. La question n'est pas résolue pour autant. Il est possible que cette révélation suggérant une manipulation du génome aurait amené les organismes de contrôle extérieur à ne pas admettre de déterminer cette éventualité. Après une enquête déléguée par l'OMS qui s'est soldée par la conclusion en faveur de l'intervention d'un animal, le patron de cette instance internationale a réclamé une nouvelle enquête suite au manque d'accès aux données brutes des experts internationaux.

Confrontée aux critiques occidentales, qui l'accusent d'avoir mal géré les débuts de la crise, la Chine avance depuis l'an passé l'idée d'une origine étrangère de l'agent pathogène de la Covid-19 via la nourriture exportée. On a vu en effet, dans le chapitre précédent, que le virus peut garder son infectiosité après trois semaines dans la viande ou à la surface de produits frais. Mais un rapport des scientifiques chinois et internationaux, qui ont été mandatés au début de cette année par l'OMS pour enquêter sur cette question en Chine même, répond : « La probabilité d'une contamination de la chaîne du froid par le virus à partir d'un réservoir est très faible ».

---

[56] Pradha P et al (2020) *Uncanny similarity of unique inserts in the 2019-nCoV spike protein to HIV-1 gp120 and Gag.* bioRxiv (02/2020).
[57] Sallard E et al (2020) *Retrouver les origines du SARS-CoV-2 dans les phylogénies de coronavirus.* Med Sci Paris 36(8-9), 783-796.

VI

Historique des idées sur la contagion dans les épidémies

Dans l'antiquité, pour lutter contre les grandes épidémies, comme la "peste" d'Athènes en 430 av. JC (sans doute la fièvre typhoïde), les pestilences de Syracuse en 396 et 212 av. J.-C., la peste antonine (probablement la variole) à partir de 165, la peste de Justinien (vraie peste) en 541, on connaissait trois stratégies thérapeutiques : la médecine, la religion et la magie.

Plusieurs siècles avant notre ère les épidémies étaient considérées comme dues à des forces occultes. Puis, au Ve siècle av. J.-C., le médecin grec Hippocrate de Cos renonce à l'explication des maladies épidémiques par le miasme magico-religieux qui souille collectivement les populations ; il en rend responsable l'air ambiant, libérant les hommes de la crainte de la colère des dieux mais fermant ainsi la route à l'idée de la contagion et dissociant son expérience de celle des vétérinaires : l'air naturel que tous respirent n'est pas la cause unique des maladies, mais la cause essentielle lorsqu'il s'agit des maladies dites épidémiques, qui d'un coup frappent des populations entières. Pour les médecins après lui, la maladie était encore due à la présence de miasmes dans l'air inspiré. Il fallait donc fuir la région infestée et suivre un régime amaigrissant pour éviter d'avoir à respirer trop fort. On recommandait aussi d'échauffer l'air, par exemple en allumant de grands feux dans les rues, et de pratiquer des fumigations. Les nantis de la Rome impériale pouvaient encore prendre de la thériaque, remède coûteux composé de plus de 70 ingrédients, dont l'opium et la chair de vipère, car, disait-on, elle empêchait l'air respiré de nuire à l'organisme. Pourtant, Galien au IIe siècle av. J.- C., à l'occasion de l'observation de cas de lèpre en Asie mineure, a eu l'intuition d'une contagion interhumaine[58]. Un siècle plus tard, l'écrivain romain Varron avait noté que les marais pouvaient prédisposer à certaines affections : « *l'air en ces endroits fourmillaient d'êtres tout petits, invisibles, qui, aspirés par la bouche, pénétraient dans le corps* »[59].

Puis il faut attendre le XIVe siècle quand les médecins associent véritablement la lèpre à une maladie contagieuse, alors qu'avant on la considérait plutôt comme une maladie individuelle qui affectait tout le corps et dont l'origine serait liée à un excès de bile noire[60]. En 1347, Gènes ferme son port à ses galères pour éviter le déclenchement des épidémies survenues dans d'autres ports.

A la même époque les explications avancées par les médecins n'envisagent pas la corruption de l'air et certains esprits éclairés avaient conscience que les maladies pouvaient se transmettre entre eux lors des épidémies et adoptèrent des distanciations physiques et des gestes barrières. A l'époque des pèlerinages en Terre Sainte, Anselme Adornes, descendant d'une riche famille de marchands brugeois d'origine génoise, a quitté Bruges vers 1470 en empruntant un itinéraire inhabituel pour se rendre à Jérusalem. Apprenant que beaucoup de pèlerins qui avaient voyagé depuis Bruges et qui partaient de Venise en bateau ne verraient jamais la Terre Sainte à cause des épidémies très fréquentes sur ces navires, il est allé directement en Italie et, après une audience avec le Pape, a voyagé de Gênes à Tunis où il a séjourné pendant un mois. En raison de la situation peu sûre en Afrique du Nord, Anselm et ses compagnons ont décidé de poursuivre leur voyage par mer jusqu'à Alexandrie. De là, il se

---

[58] Gourevitch D (2001) *Deux étapes dans l'histoire de la notion de contagion : d'Hippocrate à Galien*. Bull Acad Natl Med 185(5), 977-986)
Marganne M-H (2020) *Épidémies et remèdes dans l'histoire*. Univ. Liège

[59] Trinquier J (2008) *La hantise de l'invasion pestillentielle : le rôle de la faune des marais dans l'étiologie des maladies épidémiques d'après les sources latines.* Ed. MOM, p. 149-195.

[60] Robert A (2011) *Contagion morale et transmission des maladies : histoire d'un chiasme (XIIIe-XIXe siècle).* Tracés. Revue des Sciences humaines. ENS Edition

sont rendus au Caire à dos de chameau, puis finalement à Jérusalem[61].

Les ouvrages sur la peste représentent souvent le costume du médecin de peste enrobé d'odeurs prophylactiques, qui se veut être totalement hermétique avec ses gants, ses lunettes, sa tige pour toucher ou repousser les malades et son masque en forme de bec d'oiseau[62].

Beaucoup plus tard, vers 1830, certains maires du département de la Moselle en interdisent l'accès aux individus susceptibles d'être atteints du choléra[63]. Vers 1840, en Hongrie, le décès d'un collègue du médecin gynécologue Ignace Semmelweis, suite à une septicémie après une blessure à la main lors d'une autopsie, a fourni à Semmelweis la notion de contamination. Celle-ci serait d'après lui responsable de la fièvre puerpérale chez les femmes après un accouchement, suite à l'autopsie des cadavres par les étudiants qui se rendent ensuite auprès des patientes. Il avait l'idée que celles-ci avaient été contaminées par des particules provenant de ces cadavres et véhiculées par les mains des étudiants. De cette conclusion il introduit les premiers gestes barrières : « Il interdit aux étudiants et aux médecins de quitter les salles de dissection sans s'être lavés les mains avec une solution de chlore avant de se rendre au chevet des femmes en travail, de changer de tenue d'un service à l'autre, d'utiliser les instruments de dissection à d'autres fins ». La mortalité chute alors drastiquement pour tomber à seulement 1%. Ignace Semmelweis publie ses recommandations dans des revues scientifiques prestigieuses mais ses pairs ne lui accordent pas la reconnaissance escomptée. Mais grâce à lui, des milliers de vie ont sans doute été sauvées en milieu hospitalier, et ce, avant l'apparition de la notion de stérilité née des travaux de Pasteur et

---

[61] Lambert V (2018) *Le domaine Adornes et la chapelle de Jérusalem : un exceptionnel héritage du Moyen Age*. Amsterdam University Press.

[62] Manget J-J (1721) *Traité de la Peste*. Genève. Cité par Vigneron E : *Les épidémies en Europe, temps longs, temps courts.* In : *La pandémie de ovid-19, regards croisés de géographes*. Géoconfluences, V-X, 2020.

[63] Bourdelais P (1998) *Entre médecine et société*. Persée, Lyon.

ses disciples[64]. Semmelweis ne connaissait pas encore l'existence des bactéries et ce n'est que plus tard que l'on comprit l'origine des contaminations. Il s'agit d'un streptocoque anaérobie (*Streptococcus pyogenes*) qui ne se développe qu'à l'abri de l'air et donc dans les tissus des cadavres et dans l'appareil génital des accouchées[65].

Prônée et pratiquée avec succès dès 1862 par Eugène Koeberlé, l'asepsie est une méthode préventive qui correspond à l'ensemble des mesures propres à empêcher tout apport exogène de microorganismes et de virus. Outre le lavage des mains, il s'agit de désinfecter par voie chimique ou par très haute température le matériel introduit dans un site opératoire.

Contrairement à l'antisepsie due au chirurgien Joseph Lister, l'asepsie peut préserver la flore endémique. Aujourd'hui, les médecins l'utilisent même avant de toucher un patient afin de ne pas attraper sa maladie et pour des raisons d'hygiène.

Même encore au XIXe siècle, avant Pasteur et Lister, bien des médecins résistèrent à la thèse de la contagion. C'est ainsi que le choléra fut déclaré par certaines autorités en 1832 maladie épidémique mais non contagieuse. Paris venait d'accueillir l'épidémie sur la base d'une théorie anticontagionniste à la suite d'un mouvement russe avec les thèses du docteur Jachnichen[66]. En 1849, l'aspect épidémique de la maladie qui sévit mondialement n'est plus contesté et on admet qu'elle puisse toucher tout le monde, échappant à toute manipulation humaine.

Le vecteur de la peste due au bacille *Yersinia pestis* est la puce du rat (*Xenopsylla cheopis),* non la puce de l'homme, et c'est à

---

[64] Stewardson A, Pittet D (2011) *Ignác Semmelweis-celebrating a flawed pioneer of patient safety*. Lancet 378, 22-23.

Gillies D (2005) *Hempelian and Kuhnian approaches in the philosophy of medicine: the Semmelweis case*. In: *Studies in History and Philosophy of Biological and Biomedical Sciences.*

[65] Alouf JE, Horaud T (1997) *Streptococcal Research at Pasteur Institute from Louis Pasteur's time to date.* Adv Exper Med Biol 418, 7-14

[66] Bardet J-P et al (1988) *Peurs et terreurs face à la contagion.* Fayard, Paris, p. 20 et suiv.

Paul-Louis Simond, qui a remplacé Yersin à Bombaye, que revient la mise en évidence de la responsabilité de cette puce[67].

L'histoire de la malaria, qui est due à *Plasmodium falciparum* et, dans le cas d'une malaria bénigne, *Pl. vivax*, mérite d'être commentée. Après que Ronald Ross eut démontré la transmission du parasite à l'oiseau par le moustique[68], Giovanni Grassi démontra sa transmission à l'homme en observant l'infection d'un patient volontaire qu'il avait enfermé dans une chambre infestée de moustiques assoiffés de sang et porteurs de l'agent du paludisme[69].

Le sida est devenu une pandémie dès la fin des années 1970 mais son mode de contagion a été identifié plus tard. L'agent pathogène, le HIV, est demeuré silencieux avant que n'apparaissent les premiers symptômes de la maladie. Les patients homosexuels souffraient d'asthénie, de perte de poids et parfois même de forme rare et atypique de cancer (comme le sarcome de Kaposi). L'existence d'un problème sanitaire est avérée en juillet 1981 lorsque le Centre pour le contrôle et la prévention des maladies (CDC) d'Atlanta relève une fréquence anormalement élevée de sarcomes de Kaposi, en particulier chez des patients homosexuels. On avait aussi relevé des cas d'infection pulmonaire à *Pneumocystis carinii* chez des homosexuels traités dans les hôpitaux de Los Angeles en 1980. Or cette maladie est attribuée à une déficience immunitaire. Puis la maladie a progressé avec une exceptionnelle malignité.

L'origine virale ne fut pas d'emblée évoquée, mais plutôt l'hypothèse d'une intoxication par des stimulants sexuels. Et c'est en janvier 1983 que Françoise Barré-Sinoussi et l'équipe de Luc Montagnier isolent un virus étroitement associé au sida[70].

---

[67] Le Guern A-S (2016) *La réémergence de la peste*. La Revue du Praticien 66, 413-418.

[68] Ross R (1929) *La découverte de la transmission du paludisme par les moustiques.* Maloine, Paris, p. 45.

[69] Con PC, Peggy R (1989) *Iconography of Italian entomologists with essential biographical data.* Mem Soc En (Ital.) 75, 159-382

[70] Barré-Sinoussi F et al (1983) *Isolation of a T-lymphotropic Retrovirus From a Patient at Risk for Acquired Immune Deficiency Syndrome (AIDS).* Science 4599 (220), 868-871.

VII

Extinction possible de l'espèce humaine par pandémies ?

Parmi les êtres vivants, l'espèce humaine n'échappe pas aux lois de la nature, même celles qui entrainent la mort, et des signes avant-coureurs sont préoccupants. Sur la base des mesures et modèles disponibles, le risque que l'espèce humaine disparaisse peut aujourd'hui être examiné comme un scénario plausible à un terme plus rapproché qu'imaginé auparavant. Le taux de stérilité augmente dans la population humaine, ce qui est dû en partie à des problèmes génétiques. *Homo sapiens* se distingue aussi par une très forte compétition à l'intérieur de l'espèce. La diminution des ressources en eau, en nourriture et autres matières premières va entraîner une augmentation des tensions et des guerres entre nations. Le risque de dommages graves et irréversibles à la capacité d'habitabilité de la Terre pour l'espèce humaine pourrait être le risque croissant d'extinction à terme. Parmi ces risques, il y a bien sûr l'incapacité de l'homme à arrêter des épidémies meurtrières, sinon la Covid en tout cas d'autres pandémies qui pourraient survenir.

Si les pandémies sont responsables de l'extinction de diverses espèces, il n'y a pas de raison d'exclure cette possibilité pour *H. sapiens*. Que sait-on des causes de l'extinction des dinosaures et de l'homme de Neandertal, par exemple ? Une pandémie ne pourrait- elle pas être une cause possible de cette extinction ?

Pendant 165 millions d'années, les dinosaures ont largement dominé la vie sur Terre : pas un territoire n'échappait à leur emprise. Les dinosaures non-aviaires auraient disparu il y a 66 millions d'années, à la fin du Crétacé quand la terre se divise en six continents. La planète était alors soumise à d'importants bouleversements qui auraient fragilisé les dinosaures, les rendant vulnérables. Cette époque coïncide avec l'impact d'un astéroïde lors d'un intervalle d'éruptions volcaniques et d'un changement de température. La restructuration de la faune des dinosaures à la fin du Crétacé en Amérique du Nord amène l'idée d'une diversité réduite des grands herbivores et d'une extinction en cascade[71].

Certaines hypothèses font intervenir des empoisonnements par des angiospermes apparues il y a environ 150 millions d'années, c'est-à-dire au milieu du règne des dinosaures. Elles connurent une formidable extension vers la fin de l'ère secondaire, au détriment des conifères et fougères arborescentes qui constituaient la végétation de l'époque et donc l'alimentation des dinosaures herbivores. Or certains angiospermes contiennent des alcaloïdes aromatiques psychotropes. Les mammifères actuels ne les consomment pas car ils n'apprécient pas leur goût amer. D'où la possibilité que les dinosaures, incapables de goûter l'amertume de ces plantes, et dépourvus d'un système de détoxification au niveau du foie, périssent d'overdoses massives[72].

Selon d'autres hypothèses, cette extinction massive pourrait être liée à un simple microbe, *Methanosarcina,* qui aurait subitement émis des quantités massives de méthane relâchées dans l'atmosphère et les océans. Ce microorganisme se serait nourri d'un immense stock de matière organique et de nickel (fourni par les éruptions volcaniques concomitantes) lui permettant de se reproduire de manière exponentielle[73].

Des épidémies en masse par des virus extrêmement virulents suite à des mutations auraient-elles décimé les troupeaux de dinosaures ? Cette hypothèse supposerait une action très étendue dans toutes les régions fréquentées par les dinosaures, comme c'est le cas de toute pandémie, où l'agent pathogène infecterait spécifiquement les dinosaures sensibles. Des dinosaures aviaires

---

[71] Brusatte SL et al (2014) *The extinction of the dinosaurs*. Biol Rev90(2), 628-642.

[72] Siegel RK (2005) *Intoxication: The Universal Drive for Mind-Altering Substances.* Inner Traditions, Bear & Co.

Frederick MJ, Gallup GG Jr (2017) *The demise of dinosaurs and learned taste aversions: The biotic revenge hypothesis*. Ideas in Ecology and Evolution 10, 47

[73] Rothman DH et al (2014) *Methanogenic burst in the end-Permian carbon cycle.* Proc Nath Acad Sci USA 111(15) 5462-5467.

pourraient avoir évité cette contagion. Cette hypothèse est aussi invoquée dans celles qui font intervenir une augmentation du rayonnement ultraviolet à la fin du Crétacé, puisque ces rayons sont connus comme étant capables de provoquer des dégradations de l'ADN[74].

Parmi les hypothèses sur l'extinction de l'homme de Neandertal, on a évoqué la possibilité d'une propagation dans la population d'*Homo neanderthalensis* d'agents pathogènes ou de parasites apportés par *H. sapiens*[75]. Cette population n'aurait pas été immune aux maladies auxquelles elle n'a pas encore été exposée et auxquelles *H. sapiens* était relativement résistant. Cette possibilité est d'autant plus vraisemblable que les individus de ces deux espèces vivaient en étroite proximité. La source de ces pathogènes se serait trouvée chez les singes africains, dont le macaque de Barbarie (*Macaca sylvanus*). La population des hommes contaminés aurait développé une résistance et aurait été porteuse saine d'agents pathogènes au cours de leur migration en Europe. L'effet dévastateur des agents pathogènes sur les populations natives d'Amérique au cours des millénaires donne une idée de l'effet que peut avoir eu les humains sur les populations en Eurasie il y a 40 000 ans[76]. On ne peut ni confirmer ni exclure cette hypothèse.

---

[74] Salomé A (2015) *Disparition des Dinosaures : les différentes hypothèses.* Futura-Planète.

Fields BD et al (2020) *Supernova triggers for end-Devonian extinctions.* Proc Natl Acad Sci USA 117(35), 21008-2101.

[75] Underdown S (2015) *Brookes research finds modern humans gave fatal diseases to Neanderthal*s. Oxford Brookes University news.

[76] Greenbaum G et al (2019) *Disease transmission and introgression can explain the long-lasting contact zone of modern humans and Neanderthals.* Nature Comm 10(1), 5003.

VIII

Pathologies associées à l'infection par le virus SARS-CoV-2

Contrairement à beaucoup d'opinions visant à discréditer les informations concernant la Covid-19, le coronavirus est nettement plus mortel que le virus de la grippe et les chiffres montrent, surtout depuis l'émergence des variants plus contagieux que le virus classique, que l'accès à l'hôpital est fréquent et fatal pour beaucoup de patients qui y entrent.

L'infection par le coronavirus est ou n'est pas suivie de lésions entraînant la maladie pouvant ou non conduire le patient aux soins intensifs. A côté des formes restant totalement asymptomatiques, on observe des formes légères ou paucisymptomatiques, des formes modérées à sévères, ces dernières nécessitant des soins hospitaliers, et enfin des formes très graves nécessitant une admission en soins intensifs et une ventilation assistée.

Dans les cas graves, le virus s'attaque principalement aux poumons, avec des difficultés respiratoires qui peuvent persister à long terme. De plus il y a des symptômes qui s'éternisent ou même réapparaissent suite à des complications.

En fait, l'infection liée au SARS-CoV-2 entraîne des lésions qui prédominent, mais pas exclusivement, au niveau de l'arbre respiratoire. Elles peuvent s'étendre notamment au niveau cardiaque, cérébral, hépatique, digestif, cutané et rénal. Elle peut entraîner des complications allant de troubles cardiovasculaires, dont un dysfonctionnement du myocarde et arythmie, des syndromes coronaires aigus, à des lésions rénales, des symptômes gastrointestinaux, une hyperglycémie, des maladies neurologiques, des complications dermatologiques, etc[77].

---

[77] Gupta A et al (2020) *Extrapulmonary manifestations of COVID-19* Nature medicine 26(7), 1017-1032

Au niveau pulmonaire, en plus des lésions locales dues à la réplication virale, des études évoquent une possible aggravation de l'inflammation locale et une augmentation de la perméabilité alvéolaire par la perte de fonction de l'ACE-2, entraînant une dysfonction du système rénine-angiotensine. Ceci pourrait expliquer les cas d'atteinte pulmonaire sévère pouvant évoluer vers un syndrome de détresse respiratoire aiguë et une libération importante de cytokines. Par diffusion hématogène, le virus cible les organes dont les cellules expriment l'enzyme ACE-2 sur leur surface[78].

L'infection par le SARS-CoV-2 peut conduire à des complications thrombotiques, coagulopathie et des réactions immunitaires inadaptées, dont une augmentation anormale du nombre de globules blancs dans le sang accompagnée d'une réduction significative des lymphocytes T[78,79].

Un syndrome inflammatoire associé à l'infection par le SARS-CoV-2 et appelé MIS-C vient d'être identifié surtout chez des enfants. Les patients montrent des difficultés respiratoires et des douleurs abdominales et se révèlent avoir un taux plus élevé de CRC (C-reactive protein), ferritine, troponine, BNP (brain natriuretic peptide), mais un taux réduit de plaquettes et de lymphocytes. Des anomalies au niveau des artères coronaires ont été observées principalement chez des patients masculins ou atteints de lésions cutanées. Les traitements risquent d'entraîner des effets secondaires et doivent être réservés aux patients qui en ont vraiment besoin et chez qui ils sont efficaces[80].

Hofman P et al (2020) Les lésions histologiques associées à l'infection par le SARS-CoV-2.Ann Pathol 41(1), 9-22.

78 Yang IJH et al (2020) *Virology, Epidemiology, Pathogenesis, and Control of COVID-19. Viruses 2020 (12).*

79 Bonny V et al (2020). *COVID-19 : physiopathologie d'une maladie à plusieurs visages.* Rev Méd Int 41(6), 375-389

80 Abrams JY et al (2021) *Factors linked to severe outcomes in patients with multisystem inflammatory syndrome in children (MIS-C) in the USA: a retrospective surveillance study.* Lancet Child Adolesc Health (https://doi.org/10.1016/S2352-4642(21)00050-X).

Davies P (2021) *Adressing fundamental questions on MIS-C.* Lancet Child Adolesc Health (https://doi.org/10.1016/S2352-4642(21)00059-6).

IX

Evolution de la situation sanitaire

La recherche sur le nouveau coronavirus s'est emballée : publications, essais cliniques et modélisations se multiplient dans des proportions inédites. Les normes habituelles de production de connaissance sont bousculées.

Je rappelle que le séquençage de l'ADN permet la mise au point de kits de diagnostic dans le monde entier et la préparation de vaccins, et que Yong-Zhen Zhang et ses collègues de l'Université Fudan ont placé la séquence du génome dans GenBank, ce qui constitue une base de données en libre accès.

Le confinement plus ou moins respecté selon les périodes et les états contraint l'homme à limiter son genre de vie. Cela a été pénible pour les commerçants, dont les restaurateurs, pour les industriels, les viticulteurs, les chauffeurs de taxis, les professionnels de la culture, les artistes, les organisateurs des expositions, les étudiants, les familles séparées…

En Suède, la situation a été différente de celle des autres pays européens, du moins au début. C'est le seul pays de l'Union Européenne à ne pas avoir pris de mesures de confinement. Pourtant elle s'est bien portée sanitairement et économiquement jusqu'au début d'octobre. Mais dès le 20 octobre, le nombre de contaminations a subitement augmenté jusqu'à atteindre 22 000 cas par jour le 25 décembre, quand le nombre de décès a dépassé la barre des 8 000 morts.

Dépistage du coronavirus

Poser rapidement le diagnostic de la Covid-19 avec le plus d'exactitude possible est la pierre angulaire du contrôle de la pandémie. Deux méthodes sont utilisées dans la phase précoce des manifestations. La plus importante est la technique du RT-PCR (réaction de transcription inverse de l'ARN en ADN suivie de réaction de polymérisation en chaîne quantitative en temps réel)[81], Après prélèvement de cellules nasales profondes à l'aide d'un écouvillon, on procède à l'extraction de l'ARN appartenant au coronavirus SARS-CoV-2, s'il y est présent, puis on recourt à une rétrotranscriptase (RT) pour transformer cet éventuel ARN en ADN. Ce fragment d'ADN, s'il existe, sera amplifié jusqu'à en obtenir une quantité suffisante pour être détectable de façon certaine. Si, à la fin de ce processus, aucun ADN n'est détecté, le résultat du test est négatif. L'autre test de diagnostic est basé sur la détection de l'antigène spécifique du SARS-CoV-2 pour déterminer si une personne est porteuse du virus au moment du prélèvement nasopharyngé. Rapide, peu couteux, mais moins fiable, ce test est plus spécifique que sensible, étant plus capable d'exclure la présence de l'antigène que de confirmer sa présence : 30 % des prélèvements sont des faux négatifs puisqu'on n'y a pas détecté l'antigène bien qu'il soit présent[82]. Cette capacité dépend largement du type d'échantillon, du moment du prélèvement, de la technique d'échantillonnage. Le test salivaire, conçu par l'Université de Liège et basé sur la technique du test RT-PCR, se pratique chez les patients symptomatiques pour lesquels le prélèvement nasopharyngé est impossible ou difficilement réalisable. Il est moins fiable que le test réalisé à partir de ce dernier, la salive contenant notamment des enzymes alors que le prélèvement dans le nez permet de récupérer des molécules, contrairement à celui dans la gorge[83]. Et tout récemment, dans plusieurs pays européens, on a réussi un test de dépistage en utilisant des chiens renifleurs capables de différencier les odeurs de sueurs prélevées chez des personnes

---

[81] Sheridan C (2020) *Coronavirus and the race to distribute reliable diagnostics*. Nature Biotech 38(4), 382-384.

Yan C et al (2020) *Rapid and visual detection of 2019 novel coronavirus (SARS-CoV-2) by a reverse transcription loop-mediated isothermal amplification assay* Clin Microbiol Infect 26(6), 773-779.

[82] Scohy A et al (2020) *Low performance of rapid antigen detection test as frontline testing for COVID-19 diagnosis.* J Clin Virol, 104455.

[83] Vincendon S (2020) *Plus simple, moins désagréable mais moins fiable : ce qu'il faut savoir du test salivaire covid-19*. BFM TV.

atteintes du virus de celles provenant de personnes non infectées. Peu coûteux, ce test s'avèrerait fiable.

Les tests de détection des anticorps sériques sont utilisés dans la phase ultérieure et après la guérison.

La situation des jeunes[84]

Avant de s'inscrire dans une grande école, des étudiants de 18 ans imaginaient que leur vie allait leur offrir un tourbillon de nouvelles rencontres ainsi qu'une rigoureuse formation pratique qui allait les aider à avoir un métier et une vie sociale et familiale. Puis est survenue la Covid-19 qui les oblige à rester chez eux pendant des mois et à passer leur journée assis devant leur ordinateur pour suivre des cours en ligne. Certains étudiants ont trouvé un exutoire, celui d'écrire et illustrer des 'posts' dans le style d'un manga où ils racontent leur solitude et difficultés de l'apprentissage en ligne. D'autres interrompent de plus en plus leurs études, restent cloîtrés chez eux et sont parfois sujets à la dépression. Il y a eu de multiples exemples d'abandons de ce genre dans les universités en période d'épidémie. Ainsi, dans une lettre du 4 février 1849, Theodor Schwann de l'Université de Liège écrit à son collègue de Louvain, Pierre-Joseph Van Beneden : « *Le choléra sévit encore fort. Beaucoup d'étudiants sont partis, surtout des étudiants en médecine. De 37 qui fréquentaient mon cours, je n'en ai plus que seize et il n'y en a que quatre qui dissèquent encore* »[85].

Il n'y a pas que les étudiants qui sont victimes de la Covid. D'autres jeunes qui commencent une vie professionnelle comme celui de vendre des livres ou des objets considérés comme non essentiels sont obligés de quitter leur lieu de travail. Le claveciniste François Grenier, 39 ans, a mis fin à ses jours parce qu'il ne supportait plus les annulations de concert et la jeune barbière et coiffeuse liégeoise, Allyson, qui avait réussi à 24 ans à monter un salon de coiffure et qui était très appréciée par ses

---

[84] Plusieurs informations présentées dans ce chapitre proviennent d'articles publiés en septembre 2020 dans le n° 1560 de Courrier International.

[85] Florkin M (1960) *Naissance et déviation de la théorie cellulaire dans l'œuvre de Théodor Schwann.* Hermann, Paris, p.131.

clients et son entourage, a dû y renoncer et s'est finalement donné la mort à la suite d'une dépression.

En Inde, plus de 27 millions de jeunes de moins de 30 ans ont perdu leur emploi en avril et, au Japon, le taux de chômage des 15-24 ans a atteint 5,1 % en mai, le plus élevé de toutes les tranches d'âge. En France, le chômage provoqué par la crise sanitaire touche particulièrement les jeunes des quartiers défavorisés, généralement peu qualifiés. Les populations les plus jeunes et les plus pauvres, qui avaient bénéficié ces dernières années sur le marché du travail, voient aujourd'hui la pandémie défaire les maigres progrès dont elles avaient profité. Au Canada, près des trois quarts des jeunes âgés de 18 à 34 ans ont informé leur société d'assurances que la Covid a des effets négatifs sur la santé mentale et quelque 120 jeunes y ont tenu du 8 au 11 septembre un sommet virtuel pour discuter de leurs inquiétudes face à l'avenir.

Cette situation ouvre la voie au vol, aux agressions de toutes sortes et même à la criminalité. C'est notamment le cas au Kenya où, après la fermeture des écoles, un jeune de 13 ans s'est adonné aux arnaques téléphoniques et n'envisage pas de retourner à l'école. D'autres se spécialisent au vol à l'arraché des sacs ou des téléphones portables.

En échange, et il en sera beaucoup question plus loin, la pandémie a rappelé que le monde change constamment et appelle à s'adapter et à prendre de nouvelles décisions. Mais il y a d'autres orientations éthiquement inqualifiables. Ainsi aux Etats-Unis, le conseiller scientifique de la Maison Blanche, à qui Donald Trump prêtait une oreille attentive, déclarait en juillet que « *Ce n'est pas grave que les jeunes en bonne santé soient contaminés et c'est même une bonne chose. Pour eux le risque de complications est presque nul* ». Les partisans américains de l'immunité collective appuient leurs arguments sur l'hypothèse erronée que les jeunes peuvent protéger les aînés et ils encouragent les jeunes générations à se mettre en danger sur le long terme. Autrement dit, c'est les inviter à choisir entre écouter les scientifiques et jouer à la roulette russe avec la santé.

Pour enrayer la propagation du virus, les gouvernements ont imposé des mesures qui, en tenant compte des caractéristiques du virus, limiteraient sa propagation et ont invité les différentes tranches de la population à suivre certains conseils.

Comme les postillons produits par les porteurs sains du SARS-CoV-2 sont considérés comme le plus vraisemblable facteur de contamination, on est tenu à respecter une distance de sécurité entre les personnes d'au minimum 1m50. La taille des des gouttelettes, de plus de 60 µm (micromètres), contenant les particules de virus d'un diamètre nettement plus petit (de 0,06 à 0,150 µm) est assez grande pour qu'elles soient arrêtées par tout type de masque, mais le médecin et le personnel sanitaire exposés à de fortes décharges du virus doivent utiliser des masques spéciaux. Mais cette distance entre les personnes et le port du masque ne sont pas suffisants, surtout dans un espace clos où on peut émettre des microgouttelettes qui, d'après des observations par la technique du laser, forment un nuage, un aérosol, s'étendant sur une distance beaucoup plus grande. D'où la nécessité de ventiler le local fréquenté pour évacuer ce nuage de microgouttelettes éventuellement infectantes qui disparaissent par la fenêtre entre 8 et 14 minutes[86].

Le virus ne résiste pas longtemps à des températures supérieures à 26° C. Aussi, est-il recommandé de consommer des boissons chaudes et de s'exposer le plus possible au soleil. En fait, l'inactivation d'un virus par une température non-permissive dépend de celle-ci et de la durée d'exposition à cette température. Donc, le virus une fois entré dans l'organisme au niveau des voies respiratoires où la température est bien inférieure à 37°C a le temps d'infecter les cellules sans être détruit. Mais cette thermosensibilité du virus protège l'organisme de la persistance de cet indésirable envahisseur, surtout quand on protège les voies d'accès par une boisson chaude par exemple. On peut aussi faire des gargarismes avec une solution désinfectante qui élimine ou

---

[86] Stadnytskyi VI (2020) *loc. cit,* p. 17.

réduit le quota du virus entré dans la gorge. Il a même été établi que le simple rinçage de la bouche peut inhiber la fixation du virus sur son récepteur[87].

Le virus présent sur les mains pendant environ 10 minutes peut encore infecter la personne qui se met les ongles ou les doigts dans la bouche, se frotte les yeux ou se gratte le nez par exemple. D'où cette continuelle et insistante recommandation d'arrêter ces gestes et de se laver souvent les mains, de préférence à l'eau tiède et au savon, ou d'utiliser un désinfectant à base d'alcool si on n'a pas accès à de l'eau courante et au savon. L'enveloppe de la particule virale comprend une fine couche de graisse que la chaleur dissout. La molécule de protéine S des spicules, qui s'accrochent aux cellules que le virus infecte, se disperse et se décompose d'elle-même. C'est pourquoi tout savon ou détergent à une température supérieure à 25° C est le meilleur remède. De même, l'alcool ou tout mélange avec de l'alcool à 65 % dissout la couche lipidique externe du virus. L'eau oxygénée aide beaucoup après le savon, l'alcool et le chlore, car le peroxyde dissout la protéine virale.

Le SARS-CoV-2 peut faire montre d'une exceptionnelle capacité à se maintenir dans l'environnement, bien plus longtemps que les virus grippaux. Il peut persister plusieurs jours sur du métal inoxydable, du verre, du papier et du plastique à 20°C et ne disparait à 40°C qu'après 48 h. Il faut donc tenir compte du fait que le contact avec des poignées de porte, des appareils communs, des rampes d'escaliers, des dossiers de chaise, le clavier et la souris de l'ordinateur, sans oublier le téléphone, doit être suivi du lavage des mains, de leur désinfection ou du port de gants lavables. On a intérêt à utiliser des mouchoirs en papier à jeter. Le virus peut se fixer et rester infectieux dans les vêtements et sur les tissus pendant environ 6 à 12h. Donc, secouer ses vêtements est à éviter pour ne pas respirer leur contenu. Outre les produits de lavage normaux,

---

[87] Donnell VGO' et al (2020) *Potential Role of Oral Rinses Targeting the Viral Lipid Envelope in SARS-CoV-2 Infection.* Function 1(1), zqaa002 (https://doi.org/10.1093/function/zqaa002)

l'exposition au soleil peut détruire le virus dont la molécule d'acide nucléique est brisable par les UV.

Certaines croyances alimentées par le climat d'incertitude et de peur ont pour effet d'empirer la situation, plutôt que de l'améliorer. C'est ainsi que, parce que l'alcool inactive le virus, il est absurde de croire que tremper son doigt dans la Vodka ou la boire est utile et remplace l'usage du gel hydroalcoolique.

Toute contamination par un animal comme la chauve-souris est possible mais non par une piqûre de moustique ou de tout autre insecte.

Il est vrai que les personnes âgées, ainsi que celles dont l'état de santé est plus précaire (asthme, greffe, diabète, etc.), sont plus vulnérables que les personnes plus jeunes infectées par le virus classique. Mais ces dernières infectées par les nouveaux variants ont maintenant plus de probabilité de tomber grièvement malades.

Plusieurs cas d'êtres humains diagnostiqués plusieurs fois positifs et donc toujours faiblement porteurs du virus ont été rapportés. La durée d'incubation du virus varie entre 3 à 5 jours, mais elle peut s'étendre jusqu'à 14 jours. Même s'il ne ressent aucun symptôme, le patient atteint du virus est contagieux. A la sortie de l'hôpital les patients peuvent encore être contagieux et sept jours d'isolement après l'abolition de symptômes sont de rigueur. C'est pour cette raison qu'il est question de quarantaine, notamment pour les voyageurs.

Parmi les gestes-barrière, le confinement, qui consiste à rester chez soi pour limiter les chances de contagion dans les rues, est un problème complexe, car rester chez soi augmente la promiscuité. Le problème se pose surtout dans les maisons de repos où les vieilles personnes très vulnérables et plus sensibles au virus que les personnes plus jeunes sont enfermées. On a voulu protéger ces personnes à haut risque en les isolant de l'extérieur où elles risquent de se contaminer. Mais fallait-il les enfermer alors que la ventilation est nécessaire et que le contact permanent avec un personnel de santé venant régulièrement de l'extérieur est une source de contamination ? Toujours est-il que beaucoup de résidents tombèrent gravement malades et décédèrent. N'aurait-il pas été préférable de sortir séparément et de temps en temps ces personnes dans un lieu aéré dans la campagne et les bois avoisinants par divers moyens facilitant la mobilité ?

La population informée de la nécessité des gestes barrières est invitée à adapter ses comportements en se réunissant plutôt dehors, en se tenant à distance, en évitant de mélanger les bulles. En ce mois de février 2021, les personnes contaminées par le coronavirus rapportent en moyenne 3,2 contacts à risque, contre 2,5 en novembre. Cela représente une augmentation de 28 %. Un cas contact est une personne qui a été au contact d'un cas positif à la Covid-19, en l'absence de mesures de protection efficaces à moins d'un mètre pendant au moins 15 minutes, ou qui a partagé un espace confiné (bureau ou salle de réunion, véhicule personnel) avec un cas durant plusieurs épisodes de toux ou d'éternuement. Il peut être un élève ou un enseignant de la même classe scolaire. Des personnes croisées dans l'espace public de manière fugace ne sont pas considérées comme des personnes-contacts à risque.

X

Immunité, vaccins et autres thérapies

Réponse immunitaire à l'infection

Le nombre de cas de Covid-19 continue de monter partout dans le monde et la nature de la réponse immunitaire humorale au virus reste incertaine. On ne sait pas si les anticorps produits pourront protéger d'une deuxième contamination. L'immunité 'stérilisante' dépendrait de la gravité de la réinfection. D'après l'étude d'un groupe de 30 000 personnes infectées montrant des symptômes modérés, la réponse en anticorps est positive et leur activité neutralisante persiste pendant au moins 5 mois après l'infection. On peut espérer que les chances de réinfection sont moindres que celles que l'on craignait.

L'épidémie de rhinovirus en 2009 a retardé l'émergence de la grippe pandémique en Europe[88]. Plusieurs études ont montré que des personnes non exposées au virus SARS-CoV-2 ont une réactivité préexistante à des séquences du génome viral. Les mécanismes immunologiques ne sont pas clairs, mais on peut invoquer une exposition antérieure à divers coronavirus respiratoires fréquents. On évoque l'action des lymphocytes T qui auraient gardé la mémoire des épitopes communs aux différents virus[89]. Mon frère, vétérinaire souvent en contact avec le cheptel porcin, aurait contracté une infection au coronavirus porcin qui aurait, chez lui aussi, stimulé des lymphocytes T. Bien que testé Covid-positif, il n'a pas eu de symptômes importants ni même d'anticorps spécifiques détectables.

Les patients testés positifs produisent des anticorps (immunoglobulines de type IgA, IgG et IgM) qui reconnaissent

---

[88] Shaman J, Galanti M (2020) *Will SARS-CoV-2 become endemic*? Science370(6516), 527-529

[89] Mateus J et al (2020) *Selective and cross-reactive SARS-CoV-2 T cell epitopes in unexposed humans*. Science 370(6512), 89-94

les deux sous-unités S1 et S2. Mais on a constaté que parmi 350 personnes qui n'ont pas été infectées par le SARS-CoV-2, quelques-unes possèdent déjà des anticorps de type IgG qui peuvent contribuer à une réaction croisée avec la sous-unité S2 de la protéine S. Les anticorps anti-S2 des personnes non infectées montrent une activité neutralisante contre SARS CoV-2 et les pseudotypes S. Parmi ces personnes, beaucoup sont des enfants et des adolescents, ce qui expliquerait, en partie tout au moins, la plus faible sensibilité de cette catégorie de la population à l'infection par le virus classique[90]. Deux anticorps ont été identifiés, qui neutralisent très efficacement les sous-unités S1 et S2, et se révèlent protéger les hamsters du virus. L'examen par microscopie électronique à très basse température de la structure de ces anticorps permet de visualiser la fixation des sous-unités au récepteur membranaire et on prévoit d'utiliser un cocktail de ces anticorps en prophylaxie ou en thérapeutique[91].

La vaccination

Il s'agit d'un procédé médical qui consiste à mettre en contact un virus ou une bactérie ou encore un de ses éléments constitutifs (antigène) avec un hôte pour le stimuler à produire des anticorps.

La vaccination a commencé avec la variole. Mais avant, on procédait à la variolisation. Des méthodes empiriques sont apparues très tôt dans l'histoire de l'humanité, mais la première mention indiscutable de la variolisation apparaît en Chine au XVIe siècle[92]. Il s'agissait d'inoculer une forme qu'on espérait peu virulente de la variole en mettant en contact la personne à immuniser avec le pus contenu dans les vésicules d'un malade. Le risque n'était cependant pas négligeable : le taux de mortalité pouvait atteindre 1 ou 2 %. En 1760, Daniel Bernoulli démontra

---

[90] Ng KW et al (2020) *Preexisting and de novo humoral immunity to SARS-CoV- 2 in humans*. Science 370(6522), 1339-1343.

[91] Tortorici MA et al (2020) *Ultrapotent human antibodies protect against SARS- CoV-2 challenge via multiple mechanisms.* Science 370(6519), 950-957.

[92] Needham J (1999) *Science and Civilization in China,* Vol 6*: Biology and Biological Technology.* Part 6*: Medicine*. Cambridge University Press, p. 154.

que, malgré les risques, la généralisation de cette pratique permettrait de gagner un peu plus de trois ans d'espérance de vie à la naissance. La pratique de l'inoculation de la variole a suscité de nombreux débats en France et ailleurs[93]. A partir de 1770, des médecins ont testé, chacun de façon indépendante, la possibilité d'immuniser les humains de la variole en leur inoculant le virus de la variole des vaches, présente sur le pis de la vache, ainsi qu'un fermier anglais, Benjamin Jesty en 1774, et un maitre d'école allemand, Peter Plett en 1791. Le mot *vaccination* vient d'ailleurs du nom de la "variole des vaches", la vaccine, elle-même dérivée du latin *vacca* pour vache. Finalement en 1796, le médecin anglais Edward Jenner fera la même découverte et il inocula au jeune James Phipps, âgé de 8 ans, du pus prélevé sur la main de Sarah Nelmes, une fermière infectée par la vaccine. Trois mois plus tard, il inocula la variole à l'enfant qui s'est révélé immunisé. Jenner se battra afin que le bon résultat de l'immunisation soit officiellement reconnu et cette pratique s'est répandue progressivement dans toute l'Europe[94]. On sait en effet que le virus de la vaccine n'est pas pathogène pour l'homme mais a le même pouvoir immunogène que le virus de la variole et induit donc la formation des mêmes anticorps.

Henry Toussaint qui, ayant étudié le bacille du choléra des poules, alors connu depuis quelques années, proposa des procédés de vaccination contre la maladie du charbon, notamment par atténuation de la virulence à l'aide d'un antiseptique (phénol). Cela a donné lieu à des accusations de plagiat par Pasteur, qui, sans le révéler, a utilisé lui aussi un antiseptique (le bichromate de potassium) lors de la célèbre expérience de Pouilly-le-Fort[95].

---

[93] Seth C (2008) *Les rois aussi en mouraient : Les Lumières en lutte contre la petite vérole*. Edit. Desjonquères, Paris.

[94] Riedel S (2005) *Edward Jenner and the history of smallpox and vaccination.* Proc (Bayl Univ Med Cent) 18(1), 21-25.

[95] Cohn DV: « Fortunately, Pasteur's colleagues Chamberlain and Roux followed up the results of a research physician Jean-Joseph-Henri Toussaint who reported a year earlier that carbolic-acid/heated anthrax serum would immunize against anthrax. These results were difficult to reproduce and discarded although, as it turned out, Toussaint was on the right track. This

Comme le virus de la vaccine qui n'est pas pathogène comme celui de la variole, les vaccins utilisés sont des variants du virus pathogène ou des virus rendus inoffensifs par un traitement préalable (chauffage, formol) ou qui ont perdu leur pouvoir pathogène après culture dans des conditions particulières (virus atténués des hépatites, grippe, poliomyélite, rougeole, rubéole, oreillons, fièvre jaune, varicelle). Il en est de même des vaccins contre des bactéries pathogènes, comme *Salmonella typhi* de la fièvre *typhoïde* et *Mycobacterium tuberculosis* dont le vaccin (tuberculine) est le bacille de Calmette-Guérin (BCG). Dans le cas de bactéries produisant des toxines, le vaccin consiste en des anatoxines qui sont dérivées de ces toxines et caractérisées par la perte de leurs propriétés toxiques tout en ayant conservé leur structure et des propriétés immunisantes. C'est le cas de *Clostridium tetani* responsable du tétanos et de *Corynebacterium diphteriae* causant la diphtérie.

Pour que le vaccin soit efficace, il faut qu'il induise des anticorps neutralisants, c'est-à-dire des immunoglobulines qui bloquent l'antigène de surface de la particule virale ou de la bactérie. Les vaccins provenant d'agents pathogènes inactivés nécessitent un adjuvant, le plus souvent un sel d'aluminium qui va permettre au système immunitaire de mieux détecter l'agent pathogène.

On distingue les vaccins sous-unitaires, qui contiennent des fragments de microbe (pneumocoque, méningocoque ou coqueluche) ou sont des anatoxines, les vaccins monovalents qui immunisent contre un seul agent pathogène, et les vaccins polyvalents qui immunisent contre plusieurs sous-types d'un même virus ou d'une même bactérie (pneumocoque par exemple). Il existe également des vaccins combinés qui renferment des antigènes de plusieurs agents infectieux différents, par exemple, le vaccin ROR qui protège contre la rubéole, les oreillons et la rougeole.

Le problème de la vaccination est non seulement qu'elle induise des anticorps actifs, mais aussi que leur production

---

led Pasteur and his assistants to substitute an anthrax vaccine prepared not dissimilar to that of Toussaint and different that Pasteur had announced ».

persiste pendant longtemps. Dans le cas de certains virus, dont le HIV du Sida, il n'y a pas encore la possibilité de produire des vaccins. Il faut que ceux-ci consistent en des antigènes semblables aux molécules protéiques ou lipoprotéiques à la surface de la particule virale pour que les anticorps induits soient neutralisants. Quand l'antigène change, comme c'est le cas de la grippe saisonnière ou du Sida, l'immunité est nulle ou partielle.

Dès le printemps 2020, selon l'OMS, plus de 200 vaccins potentiels contre le coronavirus SARS-CoV-2 sont en cours de mise au point, dont plus d'une soixantaine sont en phase de développement clinique. Au 18 février 2021, au moins sept vaccins différents avaient été mis à disposition dans les pays.

1) Les vaccins préparés à Oxford (AstraZeneca) et USA (Johnson & Johnson) consistent en des virus atténués connus, dont on a modifié le génome pour qu'il produise la protéine S qui servira d'antigène inducteur d'anticorps. La Russie a annoncé la mise sur le marché d'un vaccin du même type (Spoutnik V), mais ce vaccin n'offrirait pas de garantie qu'il est réellement efficace[96].

2) Le vaccin chinois Sinovac consiste en coronavirus tués ; il est sûr et stable mais, peu réactogène, il nécessite des adjuvants et des rappels.

3) Le virus vivant mais atténué préparé par Codagenix donne une excellente réponse immunitaire et ne nécessite pas d'adjuvants ; il est réactogène mais peut devenir virulent et est contre-indiqué chez les immunodéprimés et les femmes enceintes.

4) Les vaccins Pfizer-BioNtech et Moderna sont à base d'ARN messager. On injecte l'ARN messager qui est la copie du gène viral codant pour la protéine S et qui induira chez le vacciné la production de cette protéine. C'est une méthode peu coûteuse et rapide mais ce vaccin doit être administré en deux fois et être en permanence congelé jusqu'à sa destination. Sa conception est due à la chercheuse hongroise Katalin Kariko qui, avec l'américain Drew Weisman, a mis au point une technologie utilisée conjointement par les laboratoires de BioNtech en

---

[96] Dobrovidova O (2021) *Latest Russian vaccine comes with a big dose of mystery*. Science weekly News, April, 116-117.
(DOI: 10.1126/science.372.6538.116).

Allemagne et Pfizer aux USA[97]. Ces auteurs ont résolu le problème de la destruction rapide de l'ARNm par l'organisme auquel on l'aura administré, en incluant cet ARNm dans une enveloppe artificielle protéo-lipidique. Le recours à des ARNm est une première, en tout cas, en médecine humaine.

Tous ces vaccins ont dû être testés en trois phases successives après des études menées in vitro pour évaluer le risque de toxicité et le pouvoir immunogène. La phase 1 consiste à tester l'effet du vaccin sur 10 à 100 adultes en bonne santé. Si le vaccin est toléré, on passe à la phase 2 où on procède à des essais sur 50 à 500 individus de la population ciblée (personnes à risque dont les personnes âgées et personnel soignant). Cette phase a pour but d'étudier la réaction immunitaire et définir la dose optimale. Enfin, dans la phase 3, on procède aux essais sur 1000 à 100 000 personnes pour confirmer l'efficacité vaccinale en conditions réelles et évaluer le bénéfice par rapport au risque.

Lors des phases d'essais des vaccins, on a procédé à la méthode du double aveugle. Il n'est administré qu'à la moitié du nombre des volontaires sans leur dire qu'ils ont le reçu le vaccin, l'autre moitié a reçu du placebo. Quand 94 cas de Covid-19 ont été détectés dans l'ensemble du groupe, une équipe indépendante analyse les données. Si elle constate que 90 % des personnes traitées qui sont devenues malades appartiennent au groupe ayant reçu le placebo, on peut dire que le vaccin est efficace à 90 %.

Parmi les anticorps en général, les immunoglobulines IgM apparaissent les premiers après une primo-infection, avant les IgG. Dans le cas de la Covid-19, les IgM sont détectables dans les sept jours suivant l'apparition des symptômes et les IgG au cours des sept jours qui suivent. Ces anticorps disparaissent au bout de cinq à sept semaines. Ils sont peu présents chez les patients asymptomatiques ou paucisymptomatiques et leur concentration peut être très variable. Leur présence ne veut pas dire que le patient est à l'abri d'une seconde infection et qu'il n'est plus contagieux pour les autres.

---

[97] Gozlan M (2020) *L'aventure scientifique des vaccins à ARN messager*. Réalites biomédicales. Le Monde du 14 décembre.

Même après leur homologation qui suit le succès des essais en phase 3, les vaccins nécessitent une évaluation minutieuse en vue de garantir qu'ls ne provoquent pas d'effet secondaire. Certains effets indésirables peuvent mettre beaucoup de temps avant d'être repérés.

A ce sujet, certains virologues s'inquiètent au sujet des vaccins à base d'ARN ou d'ADN à cause de risque de mutagénèse insertionnelle, pouvant conduire à un cancer. Il y aurait aussi le risque de recombinaison génétique entre virus et ARN ou ADN vaccinal. Si la vaccination a déjà introduit du matériel génétique dans les cellules de tous les humains, une seule infection simultanée par un virus de même nature serait suffisante pour qu'il y ait risque de recombinaison. Si une telle recombinaison virale tournait mal chez un seul individu, l'émergence d'un virus nouveau dans son organisme ne pourrait-elle pas être carrément à l'origine d'une nouvelle pandémie[98] ? Pourtant de telles recombinaisons génétiques pourraient de toutes façons se produire entre virus divers qui contaminent l'homme sans provoquer de maladies. Mais cette recombinaison est très faible et se produirait aussi bien qu'il y ait ou non vaccination. A la différence du virus du Sida, le SARS-CoV-2 n'est pas un rétrovirus et ne transmet pas à la cellule infectée le code pour une transcriptase inverse qui aurait permis de convertir son ARN en ADN. Il est donc exclu que l'ARN viral se transforme en ADN qui s'intégrerait dans l'ADN de la cellule. En ce qui concerne le vaccin à base d'ARN messager, je rappelle que les cellules humaines dégradent rapidement cet ARN une fois que les instructions nécessaires à la fabrication de la protéine souhaitée ont été transmises aux ribosomes.

Le 11 décembre 2020, le vaccin à base d'ARN messager de Pfizer-BioNtech est autorisé aux États-Unis par la Food and Drug Administration, et la campagne de vaccination a commencé à New York le 14 décembre. Les homologations du vaccin Pfizer

---

[98] Jacquinot Z (2020) *Alléger la commercialisation de vaccins OGM : un règlement européen contesté*. Inf'OGM.

Velot Ch (2020) *Rapport d'expertise grand public sur les vaccins ayant recours aux techniques OGM* - Criigen

ont aussi eu lieu en décembre 2020 au Royaume-Uni, au Canada, en Arabie saoudite, aux Émirats arabes unis et le 21 décembre en Union européenne. Les premiers camions contenant le vaccin Pfizer- BioNtech ont quitté la semaine du 21 décembre l'usine de Pfizer à Puurs, en Belgique, en direction de l'Europe, plaçant la localité anversoise au cœur de l'attention du monde entier (où elle était bien loin d'être connue, ce qui a inspiré pas mal de caricaturistes).

Lorsqu'on développe un vaccin, on essaie de cibler la partie la plus active du virus. On prépare les défenses vis-à-vis de ces agents infectieux, tout en surveillant que ces derniers ne fassent pas anticiper toutes les mutations. S'adapter aux nouvelles souches d'un virus est un processus qui s'affine avec le temps. On le voit par exemple avec la grippe : chaque année, on adapte le vaccin antigrippal pour la meilleure protection possible.

En ce qui concerne le SARS-CoV-2, depuis que la vaccination a commencé dans le courant du mois de janvier 2021, on a signalé la prévalence de variants dont la mutation concerne la protéine S avec comme résultat une affinité de S probablement plus importante de sorte que le virus mutant est plus contagieux. Les vaccins en cours de préparation ne sont pas moins efficaces contre le variant du virus découvert au Royaume-Uni qui devient la forme 'dominante' du virus, ayant entraîné "une très forte hausse" du nombre des hospitalisations en décembre.

Selon plusieurs études in vitro, l'efficacité des vaccins n'est pas sensiblement réduite par le variant anglais[99], mais semble l'être par des variants sud-africain et brésilien portant la mutation E484K. Toutefois, même si les vaccins sont moins efficaces contre certains variants, cela ne veut pas dire qu'ils ne sont plus efficaces du tout. Les fabricants travaillent à de nouvelles versions de leur vaccin, adaptées aux variants. Moderna a ainsi annoncé le 10 mars de cette année qu'il avait commencé à injecter des vaccins de nouvelle génération à de premiers patients, dans le cadre d'un essai clinique destiné à évaluer leur efficacité contre le variant sud-africain.

---

[99] Madhi SA et al (2021) *Efficacy of the ChAdOx1 nCoV-19 Covid-19 Vaccine against the B.1.351 Variant.* N Engl J Med (DOI: 10.1056/NEJMoa2102214).

Si on a pu développer plusieurs vaccins en un an seulement après la découverte de la Covid-19, on peut imaginer que les laboratoires adapteraient leur produit encore plus rapidement dans le cas d'une mutation préoccupante. Il nous faut donc déployer les vaccins le plus vite possible et atteindre un pourcentage important de personnes vaccinées au sein de la population. Ce serait la meilleure barrière pour freiner la transmission du virus et l'empêcher de le voir devenir plus dangereux via des mutations.

Certains vaccins doivent être administrés en deux fois. Or il arrive qu'au moment de la deuxième dose, il n'y a plus suffisamment de vaccin disponible. On peut très bien utiliser un autre vaccin parce qu'il s'agit en fait d'induire des anticorps dirigés contre un antigène commun à tous les vaccins et que l'induction pourrait très bien se produire dans la condition d'un panachage de vaccins.

La vaccination reste incontournable même si elle n'est pas admise par tout le monde. La plupart des gens qui hésitent à le prendre s'inquiètent du rapport bénéfices-risques, étant donné le peu d'informations qu'ils sont capables de comprendre et l'incertitude quant à la possibilité d'effets secondaires graves qui pourraient survenir tard, même très rares. La méfiance des vaccins fait suite à des amalgames entre l'incidence de maladies et la vaccination, On a longtemps cru que la sclérose en plaques était liée au vaccin contre l'hépatite B. Or il n'y a pas de différence statistique entre vaccinés et non vaccinés à ce sujet. Pour ce qui est de l'AstraZeneca, si on y a observé un nombre plus élevé de cas de caillots sanguins dans une population vaccinée, c'est peut-être dû au fait que ces accidents se produisent davantage dans cette population, qu'elle ait été vaccinée ou non. Donc, aucune conclusion ne peut être tirée. De toutes façons, le rapport bénéfices-risques est suffisant.

Il faut, en tout cas, combattre les désinformations toxiques à ce niveau. C'est ainsi qu'une militante antivaccins diffuse des liens vers des articles qui affirment que le virus n'est pas contagieux et n'est pas plus dangereux pour les personnes en bonne santé que la grippe (alors qu'il est six fois plus mortel que la grippe) et que la maladie de Kawasaki, rare chez des enfants de moins de 5 ans et caractérisée par une vascularite fébrile, n'est pas causée par le virus mais par le vaccin !!! Les services de santé ont pris conscience du problème et certains ont proposé des rendez-vous d'information sur la vaccination et prévu du temps pour répondre aux questions éventuelles. Ils avancent l'argument qu'en se vaccinant on contribue à créer une immunité de groupe et à protéger les personnes fragiles.

L'immunité collective

L'immunité collective correspond au pourcentage d'une population donnée qui est immunisée/protégée contre une infection. Cette immunité peut être obtenue par l'infection naturelle ou par la vaccination. Au-delà d'un pourcentage dépendant du taux de reproduction de base (R_0) et calculé par la formule ($1-1/R_0$), la population est ou non protégée. Pour un R_0 de 3,3 dans le cas de SARS-CoV-2, ce pourcentage atteint 70 %.

Mais des dirigeants politiques, comme Jair Bolsonaro au Brésil et, pour un temps, Boris Johnson au Royaume-Uni, n'ont pas attendu les vaccins pour encourager la population à adhérer à l'immunité collective. Plus il y a de gens infectés, plus ils risquent de développer une immunité. Cela constitue effectivement une stratégie efficace, mais à quel prix. Les personnes âgées et surtout les personnes immunodéprimées ne sont, elles, pas capables de s'auto-immuniser et vont mourir d'une infection qu'ils ne peuvent juguler. Le virus a infecté tellement de monde dans la ville de Manaus au Brésil, qui compte 1,8 million d'habitants, qu'il semble désormais à court d'hôtes. En mai dernier, les hôpitaux de cette ville et les cimetières se sont retrouvés débordés, mais après un pic atteint il y a quatre mois, les nouveaux cas enregistrés en octobre et le nombre de morts dans Manaus ont connu un déclin aussi rapide qu'inexpliqué. Cette politique est manifestement une forme de pratique eugénique puisque la population qui survit grâce à l'immunité collective est principalement saine et jeune, donc utile pour la nation. C'est dans cette optique que Donald Trump a osé déclarer que le virus allait disparaître de lui-même.

L'idée d'immunité collective en l'absence de vaccination repose sur deux hypothèses discutables, à savoir que le fait que la maladie ne présente pas de risques pour les personnes qu'elle ne tue pas, ensuite que l'on peut aisément distinguer les personnes à risque de celles qui ne le sont pas. Pour ce qui est de la première hypothèse, opter pour l'immunité collective, c'est ouvrir la voie à un plus grand nombre d'hospitalisations et vouloir faire courir aux jeunes de 30 à 50 ans un risque considérable d'être atteints de maladies cardiaques et de lésions d'autres organes. Ensuite, il est à peine possible de séparer la population en deux catégories, les personnes à risque et les autres.

Stratégies alternatives

Le traitement par antiviraux n'est efficace que quand ils agissent synergiquement au niveau de différentes cibles pour bloquer les premières phases de l'infection et la réplication du génome. C'est pour cela qu'on recourt à la trithérapie pour les HIV- séropositifs, qui ne sont pas vaccinables.

Des médicaments antiviraux ont été testés chez des patients atteints de Covid-19, mais sans résultats importants. Malgré les allégations tempétueuses de Didier Raoult en France, les antipaludéens, comme l'hydroxychloroquine, n'aident pas les personnes atteintes à aller mieux et n'empêchent pas les personnes en bonne santé d'être contaminées[100]. Actemra (tocilizumab), utilisé dans le traitement de la polyarthrite rhumatoïde, avait montré des résultats prometteurs pour contrer l'orage de cytokines, qui conduit au décès des patients. Mais aucune étude n'a pour l'heure permis de confirmer que ce médicament permet de lutter contre l'inflammation responsable de la dégradation rapide des patients sévères en réanimation. Chez 129 patients dont l'âge moyen est de 57 ans, souffrant de

---

[100] Zagdoun B (2020) *Que vaut la nouvelle méta-analyse sur l'inefficacité de l'hydroxychloroquine contre le coronavirus ?* France Info (29/08/2020)

graves affections dues à la Covid-19, l'Actemra n'a pas apporté d'amélioration et peut même accroître la mortalité[101].

Notons cependant que le remdesivir testé contre le virus de l'Ebola et de l'hépatite C permet de réduire le temps de récupération des personnes hospitalisées après infection par le coronavirus[102]. La dexaméthasone, utilisée depuis longtemps dans le traitement des allergies, réduit le décès d'un tiers chez les patients sous ventilateurs et d'un cinquième chez ceux placés sous oxygène. Elle pourrait cependant nuire aux personnes qui ne sont qu'à un stade précoce de la maladie[103].

En ce mois de janvier 2021, on vient de découvrir que la colchicine, un alcaloïde extrait du colchique initialement utilisé pour le traitement des rhumatismes et administré à des patients avec diagnostic prouvé de Covid-19, s'avère entraîner des réductions des hospitalisations de 25%, du besoin de ventilation mécanique de 50%, et des décès de 44%[104]. Cela reste à être confirmé et à montrer qu'il n'y a pas d'effet secondaire.

Selon certaines indications, qui n'ont pas encore fait l'objet d'expériences cliniques chez l'homme, le cannabidiol de *Cannabis sativa* L., qui est un antiinflammatoire, pourrait inhiber des réactions immunologiques indésirables dues à la Covid-19, en empêchant les tempêtes de cytokine qui endommagent les poumons et d'autres organes[105].

Sans être un remède miracle contre le coronavirus, la vitamine D semble limiter l'infection au SARS-CoV-2 et diminuer les risques de formes graves, d'après des études antérieures sur les

---

[101] Veiga VC et al (2021) *Effect of tocilizumab on clinical outcomes at 15 days in patients with severe or critical coronavirus disease 2019: randomised controlled trial*. BMJ 372, n84

[102] Hsu J (2020) *Covid-19: What now for remdesivir?* BMJ, November 20, 2020.

[103] *Traitements coronavirus et essai Discovery : des résultats incertains et une coopération qui patine*. RTBF Info (07/05/2020).

[104] Reyes AZ et al (2020) *Anti-inflammatory therapy for COVID-19 infection: the case for colchicine.* Ann Rheum Dis 0, 1-8.

[105] Wang B et al (2020) *In Search of Preventative Strategies: Novel Anti-Inflammatory High-CBD* Cannabis sativa *Extracts Modulate ACE2 Expression in COVID-19 Gateway Tissues.* Preprints, 2020040315.

effets de la supplémentation en vitamine D contre les infections respiratoires[106].

A l'instar de Donald Trump qui avait conseillé aux gens de se désinfecter à l'eau de Javel en la buvant, Jair Bolsonaro, face à une crise qui a déjà tué en 6 mois 100 000 Brésiliens, et autres dictateurs du Nicaragua, du Turkménistan ou de Biélorussie, recommandent de boire de la vodka, de fumer des herbes médicinales, de prendre un vermifuge, etc. Cela semble pourtant profitable à ces singuliers dirigeants en termes de popularité.

A ces incongruités s'opposent des informations sur des thérapeutiques possibles qui se rapprochent de la vaccination. Ainsi, beaucoup d'espoir repose sur l'utilisation d'anticorps monoclonaux qui peuvent être produits en culture de lymphocytes B contre le virus Sars-CoV-2[107].

Ensuite, on vient de découvrir que des anticorps présents chez un lama vivant dans une ferme belge, âgé de quatre ans et ayant reçu peu après sa naissance des injections de particules virales appartenant à deux souches de coronavirus, le SARS-CoV-1 et le MERS-CoV, se sont avéré efficaces également pour lutter contre le SARS-CoV-2. La particularité du lama et des autres espèces de la famille des camélidés est qu'ils ne produisent pas un, mais deux types d'anticorps quand ils rencontrent un virus ou une bactérie. Le premier ressemble à ceux des humains et le second, beaucoup plus petit, est aussi beaucoup plus spécifique de l'agent pathogène visé. Après étude préclinique sur l'animal, le hamster, des essais sont prévus chez l'homme. Les petits anticorps, appelés "anticorps à domaine unique" ou "nanocorps" (petits anticorps à l'échelle nanométrique), reconnaissent spécifiquement la protéine S du SARS-CoV-2. Des précisions ont pu être apportées concernant les domaines impliqués dans les molécules des anticorps et antigène concernés. La microscopie électronique cryogène a révélé qu'un nanocorps exceptionnellement stable,

---

[106] Martineau AR et al (2017) *Vitamin D supplementation to prevent acute respiratory tract infections: systematic review and meta-analysis of individual participant data.* BMJ 356 (doi: https://doi.org/10.1136/bmj.i6583).
* à une concentration de 10^{-15} et 10^{-12} moles par litre respectivement.
[107] Pinto D et al (2020) *Cross-neutralization of SARS-CoV-2 by a human monoclonal SARS-CoV antibody.* Nature 583, 290–295.

Nb6, se fixe à la protéine S selon une conformation la rendant totalement inactive avec le domaine récepteur RBD. Un nanocorps trivalent, mNb6-tri, a été obtenu qui montre une affinité fentomolaire pour la protéine S et une neutralisation picomolaire* de l'infection. Ce nanocorps mNb6-tri retient sa stabilité et sa fonction après aérosolisation, lyophilisation et traitement par la chaleur, propriété qui rend possible le traitement de cet agent neutralisant par aérosol sur la peau de la personne à protéger de l'infection[108].

Dans les deux cas, il s'agit une immunisation passive qui, à la différence de la vaccination qui confère une immunité active, n'est que temporaire.

Enfin, on a pu montrer l'action de miniprotéines de 60 amino-acides au niveau de l'interaction entre la protéine S et la protéine cellulaire réceptrice ACE2 et qui aurait pour effet de bloquer la fixation du virus à la cellule. La cryo-microscopie électronique montre que la structure de ces protéines inhibitrices est presqu'identique aux modèles obtenus par ordinateur[109]. Une miniproteine a été créée qui mime la protéine ACE2 et qui, comme elle, se fixe sur la protéine S. Le composé formé protège les cellules humaines de l'infection in vitro et protège les hamsters quand il est vaporisé dans les voies nasales de cet animal, qui résiste alors à une dose mortelle de virus[110].

Donc, les moyens dont l'homme dispose aujourd'hui pour se défendre contre les épidémies dues à l'un ou l'autre coronavirus ne manquent pas, mais devraient être appliqués rapidement avant que les épidémies nous surprennent à nouveau.

---

[108] Wrapp D et al (2020) *Structural basis for potent neutralization of bétacoronaviruses by single-domain camelid antibodies.* Cell 181 (5), 1004-1015.

Schepens B et al (2021) *Drug development of an affinity enhanced, broadly neutralizing heavy chain-only antibody that restricts SARS-CoV-2 in rodents.* BioRχiv (doi: 10.1101/2021.03.08.433449).

Schoof M (2020) *An ultra-potent synthetic nanobody neutralizes SARS-CoV-2 by locking Spike into an inactive conformation.* bioRχiv (doi: 10.1101/2020.08.08.238469).

[109]Cao L et al (2020) *De novo design of picomolar SARS-CoV-2 miniprotein inhibitors.* Science 370(6515), 426-431.

[110] Linsky TW et al (2020) *De novo design of potent and resilient hACE2 decoys to neutralize SARS-CoV-2.* Science 370(6521), 1208-1214.

XI

Impact socio-politique

Le monde connaît la plus grave crise sanitaire du XXIe siècle naissant qui, comme les épidémies précédentes, a un impact socio-politique évident.

Inégalités sociales

Les épidémies virales du passé frappaient des populations bien plus pauvres et dotées de moins de connaissances sur les virus et les bactéries que maintenant. Elles ne bénéficiaient pas des assistances médicales et sanitaires actuelles. Le nombre de victimes de la Covid-19 devrait être bien moindre que celui de la peste noire et de la grippe espagnole qui ont naturellement laissé des cicatrices durables.

Lors de la peste noire (Black Death) à Londres en 1349, les autorités construisirent un très grand cimetière pour enterrer le plus de victimes possibles, ce qui, aux yeux des croyants, permettrait à Dieu "de reconnaître les siens" au jour du Jugement Dernier. Bien que le chroniqueur de l'époque ait écrit que les riches autant que les pauvres n'ont pas été épargnés, les recherches archéologiques dans ces cimetières ont révélé des inégalités sociales et économiques. La peste est revenue en Angleterre au XVIIe siècle et, là encore, se sont produits des affrontements socio-politiques.

Au XVIe siècle, en Amérique du Nord, la variole a affecté les communautés Cherokee tuant 30 % des personnes infectées. Les conditions sociales en cette période coloniale ont amplifié l'impact des facteurs biologiques. Plus tard au XVIIIe siècle, une épidémie de variole a encore eu lieu au Sud-Ouest des Etats-Unis. Elle a coïncidé avec les attaques contre les communautés Cherokee, où les britanniques ont brulé les fermes et forcé les habitants à fuir leur maison, causant la famine et l'expansion de la variole.

En période de peste ou de révolution, les Européens ont pour tradition de fuir la ville. Il est courant que les élites se préservent de la maladie et trouvent refuge à la campagne. On raconte qu'en 1606, alors que la peste faisait rage à Londres, William Shakespeare aurait écrit *Le Roi Lyre* à la campagne (« *C'est le meilleur des temps que les fous guident les aveugles* »).

A Paris, en 1832, les taux de mortalité due au choléra sont nettement plus élevés dans les quartiers populaires que dans les secteurs aisés, les pauvres meurent plus que les riches ; la géographie du choléra se confond avec celle de la pauvreté. Les classes sociales s'accusent mutuellement : les bourgeois dénoncent une maladie du peuple qui les menace par contagion et les ouvriers accusent les autorités et le gouvernement de tentative d'empoisonnement visant à les éliminer[111].

Aux Etats-Unis, la Covid-19 a fait significativement plus de victimes chez les Noirs que chez les Blancs. En avril 2020, à Washington 13 des 22 morts étaient des Noirs et, dans le comté de Milwaukee, dans le Wisconsin, alors que les Noirs ne constituent que 26 % de la population, ils représentaient 81 % des décès. La même chose a été observée à Chicago où 70 % des personnes mortes de la Covid sont des Noirs alors que cette ethnie ne constitue que 23 % de la population[112].

Cette situation des Noirs a été mise à profit par des suprématistes blancs qui veulent faire de la pandémie un puissant outil de recrutement. Les perturbations qu'elle a entraînées dans la société sont devenues un cri de ralliement pour les extrémistes. Ceux-ci diffusent de fausses informations sur la transmission du virus et qualifient les mesures de confinement de loi martiale médicale vers l'avènement d'un état totalitaire. Cela porte ses fruits car la consultation de sites extrémistes dans Internet a fait un bond en avant. Les internautes y sont invités à

---

[111] Bernier I (2020) *Histoire : 1832, le choléra arrive en France*. Futura sciences.

[112] Blow Ch (2020) *Les Noirs en première ligne.* Courr Intern 1537, 24.
Wade L (2020) *An unequal blow.* Science weekly News, May15, p. 700-703.

agresser des membres de minorités ethniques et les immigrés afin de répandre la peur. Même l'ex-président Trump, à un certain moment, avait parlé de canular pour qualifier la maladie due à un prétendu virus :« *C'est la plus grande arnaque politique de l'histoire de notre pays. Des gens devraient aller en prison pour ça* ». L'avancée de l'épidémie a provoqué l'arsenal de la peur et la crainte d'un chaos social.

Le coût humain des pandémies est terrible, mais les effets à long terme sur l'économie ne le sont pas toujours ; on reviendra sur cette question importante.

Questions politiques

Au cours des âges, les épidémies ont souvent précipité les changements politiques et cette question des épidémies joue aussi un rôle central pour la médecine. Au XIIe siècle, Louis VIII établit le règlement des léproseries. La lèpre a fonctionné comme une structure d'exclusion religieuse, sociale et économique[113]. Dès le XVIIe siècle en Chine, les empereurs Qing rédigeaient des recettes contre les épidémies. La lèpre était l'occasion d'exclure les indésirables, que sont les fous, les malades, les criminels, les déviants ou les pauvres.

La deuxième pandémie de peste au XIXe siècle a contribué à établir la structure politique d'un Etat moderne en créant la nécessité d'un pouvoir central. Celui-ci avait alors la capacité de construire des établissements de mise en quarantaine des passagers (lazarets), d'équipages et de marchandises en provenance de ports où sévissait la peste, destinés à isoler des malades. Il a pu aussi mettre sur pied une flotte maritime[114]. Il en a été de même de l'épidémie du choléra qui a joué un rôle considérable en occasionnant la mise en place d'hôpitaux pour traiter les maladies infectieuses[115].

---

[113] Naphy W, Spices A (2003) *La peste noire, Grandes peurs et épidémies 1345- 1730.* Ed. Autrement. Coll Mémoires 95,144-147.

[114] Snowden FM (2019) *Epidemics and Society. From the Black Death to the Present.* Yale University Press.

[115] Farr W (1872) *Cholera reports.* Cité par Eyler J (1973) J Hist Med 28, 79-100.

On ne peut pas comprendre l'indépendance d'Haïti, suite à une révolte d'esclaves, sans tenir compte du rôle joué par la fièvre jaune[116].

La société humaine entre de plus en plus dans une ère de vieillissement des populations suite à l'augmentation de l'espérance de vie et à la perte progressive de la fécondité. Mais pourrait-on espérer un impact positif de la Covid-19 ? En effet, la généralisation du télétravail et le choix de s'installer loin des agglomérations pourraient stimuler la fécondité. A voir.

Au moment où de nombreux pays annoncent de nouvelles mesures restrictives, nombreux sont ceux qui s'interrogent sur l'atteinte, à terme, portée aux libertés publiques et s'inquiètent de possibles dérives des États démocratiques et de l'absence de débats à chaque nouvelle restriction. Ils craignent les réflexes de protectionnisme et de nationalisme. Les mesures provisoires sont-elles destinées à durer ? Nos démocraties sont-elles suffisamment solides ? Faut-il vraiment un retour à la normale telle que nous la connaissions avant ?

En tout cas, les manifestations qui suivent ces craintes ne sont toutefois pas toujours justifiées et, du fait qu'elles vont à l'encontre des gestes-barrières, sont génératrices de propagation du virus. Aussi les gouvernements s'efforcent de restaurer la confiance des citoyens, les convaincre qu'ils ont tout à gagner en encourageant les mesures pour la sécurité de tout un chacun.

Alors que beaucoup de pays suivent la Chine et imposent un confinement intégral, la stratégie allemande s'est longtemps limitée à réduire les contacts physiques et à organiser les mouvements dans l'espace plutôt que de les fermer et donc à permettre la pratique du sport et le déplacement extérieur. Le gouvernement allemand est conscient que l'enfermement de pans entiers de la population pendant des mois peut être grave et provoquer des violences et des troubles et que les mesures drastiques devraient être l'exception. Les médias allemands ont critiqué les mesures du gouvernement français d'être inadaptées aux conditions de vie dans les zones défavorisées.

Alors qu'en Autriche et aux Pays-Bas, par exemple, les réfugiés se retrouvent groupés au même endroit, en Belgique, on

---

[116] Leuwers H (2020) *Quand la fièvre jaune a emporté ... l'esclavage.* Historia.

a préféré déléguer des pouvoirs vers le niveau local et on a conduit les familles de réfugiés aux quatre coins du pays où il est plus facile de leur trouver des logements vides et des places à l'école pour les enfants.

Réactions sociales

Ce n'est pas seulement le virus qui est nouveau aujourd'hui, c'est notre réaction. Tôt ou tard on doit s'attendre à une pandémie plus grave, ou une autre crise dévastatrice. Est-on prêt à prendre les bonnes résolutions même s'il y aura beaucoup à sacrifier ?

Le manque de confiance dans les décisions politiques s'étend jusqu'aux rapports et déclarations des experts épidémiologistes et au fait que les scientifiques n'arrivent pas toujours à des conclusions concordantes. Il est normal qu'en science on ne parvienne pas à affirmer des faits sans la moindre équivoque et cela le grand public ne parvient pas à le comprendre. Il faut laisser le temps au temps pour l'informer valablement sur la base de données irréfutables.

La civilisation moderne ne parvient pas à abolir l'incertitude. On tente d'y faire face en suivant de près les travaux des experts dont dépendent les décisions politiques. On tente de faire confiance à nos semblables afin qu'ils respectent les gestes barrière, tout en étant sur l'expectative.

La recherche scientifique a beaucoup progressé sur base de l'analyse du coronavirus et de la recherche des moyens de le contrer. Les chercheurs du monde entier se sont lancés dans une course contre la montre pour comprendre comment le virus fonctionne et les connaissances acquises sont largement partagées sur des forums et des sites de prépublication. Dès janvier 2020, une plateforme due à l'éditeur Elsevier a accumulé près de 20 000 articles.

La perte de confiance pousse l'homme à douter des résultats de la recherche scientifique. Mais ce n'est pas une tare, le physiologiste belge Léon Fredericq ne disait-il pas : "*Le doute est l'oreiller du savant*".

Connaissant insuffisamment les propriétés du virus et, en particulier, les effets de l'infection à long terme, l'homme est en droit de se rebeller contre les informations sur la pandémie et les mesures prises à cet effet. Mais il n'a malheureusement pas d'autre choix que de suivre les indications qui lui sont adressées et qui dépendent de l'évolution de la pandémie.

Bonne et mauvaise gestion de l'épidémie

Santé et politique ont été amenées à coopérer de manière indispensable au sein d'une crise sanitaire imprévisible. Tout un artifice médical a été mobilisé, mais l'action contre la Covid-19 a très tôt viré vers des réponses transversales. Lors du siècle précédent, les puissances étatiques ont manœuvré pour conquérir des espaces ou étendre leur hégémonie. Les méthodes actuelles sont devenues plus subtiles et minutieuses. Au cours de cette période-ci, qui exacerbe les potentialités géostratégiques sur la scène internationale, les 'ressources' se raréfient et les replis s'accentuent. Dans ce contexte, l'Afrique, malgré les craintes, fait montre d'une résistance remarquable et peut réinventer son destin[117].

L'Amérique latine est devenue le nouvel épicentre de la pandémie, mais tous les efforts déployés pour lutter contre cette crise sanitaire sont sabordés par une longue suite de scandales de corruption. Des fonctionnaires et chefs d'entreprise sont accusés d'avoir profité de la crise sanitaire à des fins d'enrichissement personnel en recourant à un trafic d'influence auprès des hôpitaux et des autorités locales, par exemple en revendant divers matériels sanitaires à des prix élevés, souvent défectueux, voire inutilisables qui ont pu aggraver la propagation de la maladie. Ces fraudes ont mené les enquêteurs jusqu'aux plus hauts échelons du pouvoir. Le ministère de la santé bolivien a acheté à un intermédiaire et à des prix excessifs 170 aspirateurs qui fonctionnaient mal. Au Brésil, des fonctionnaires d'au moins sept états auraient détourné plus de 200 millions de dollars de fonds publics. Des subordonnés du ministère de l'Intérieur péruvien avaient acheté du désinfectant dilué et de mauvais masques pour servir aux policiers, parmi lesquels beaucoup ont succombé à la

---

[117] Niang TSD (2020) *Le son d'humanité. Contributions géo-stratégiques vers une Afrique post-covid*. L'Harmattan, Paris.

Covid 19. Selon les chiffres officiels, 11 000 policiers ont été contaminés au Pérou et 200 sont morts, si bien que le pays a dû fermer temporairement des commissariats devenus des foyers épidémiques[118]. Etc.

Si l'on peut regretter l'ingérence actuelle des pouvoirs politiques en matière de gestion des épidémies, il faut savoir que, lors des épidémies qui ont jalonné toute l'histoire de l'humanité, la situation était hautement plus dramatique. Au désespoir des populations décimées, s'ajoutaient la haine et la suspicion entre les hommes qui s'accusaient de transmettre la maladie. Combien de fois les magistrats ont eu recours à la 'question' dans des procès de prétendus semeurs de peste où la défense n'avait pas la parole et où les aveux étaient arrachés sous la torture. A quoi il faut ajouter les crises qui suscitèrent des peurs collectives irrationnelles dans la population.

Maintenant, les mesures justifiées d'après l'évolution de la pandémie occasionnent des manifestations hostiles et des tensions qui peuvent nuire à la santé mentale de beaucoup. Comment cela va-t-il évoluer ? Nous sommes tous partagés entre l'espoir d'un retour à la normale et la crainte de voir annoncée une nouvelle vague. Il faut aussi tenir tête à des spéculateurs qui cherchent la zizanie et parlent de complot gouvernemental contre certaines couches de la société.

Le problème des enfants est qu'il faut leur apprendre à s'adapter, à résoudre les problèmes qu'ils vont connaître, ce que les habitudes actuelles ne permettent pas, surtout quand ils sont adulés et comblés de cadeaux. Ils ignorent le sort que beaucoup d'enfants ont subi au Moyen-Age où, mal nourris, battus ou exploités, ils ont fui leurs foyers pour des croisades organisées par des jeunes visionnaires qui rêvaient de reprendre Jérusalem aux Sarrasins. Encore longtemps après, beaucoup d'enfants ont souffert d'un travail pénible et insalubre dans les mines de charbon ou, encore maintenant, dans les carrières de coltan en Afrique. Accaparés par leurs problèmes, les parents n'ont guère

---

[118] Kitroeff N, Taj M (2020) *Amérique latine. Charognards de la pandémie*. The New York Times, June 20 (Repris par Courrier Inernational 1548, 18-19).

l'occasion d'éduquer leurs enfants dans le sens des responsabilités et de leur faire comprendre le bonheur de s'instruire. Abrutis par leur présence permanente chez eux alors qu'ils s'adonnent au télétravail, il leur arrive de les maltraiter.

Adaptation et résilience psychologique

La situation sanitaire impose à quiconque de s'adapter. On parle alors de résilience comme la capacité de récupération ou de régénération, l'attitude à se remettre plus ou moins vite d'une perturbation. Cette résilience peut exister naturellement ou bien peut s'acquérir comme un phénomène d'émergence favorisé par des facteurs d'influence.

An niveau individuel, la résilience consiste à prendre acte de l'événement traumatique de manière à se reconstruire d'une façon socialement acceptable grâce à la structuration précoce de la personnalité, par des expériences constructives de l'enfance et parfois par la réflexion ou la parole. Dans une étude sur des enfants à risque psychopathologique, condamnés à présenter des troubles, ou sur des enfants défavorisés, Emmy Werner a noté qu'un tiers d'entre eux 's'en sortent' grâce à des qualités individuelles ou des opportunités[119].

Beaucoup de personnes non préparées à la crise sanitaire sont désemparées, se sentent déroutées, incapables d'en sortir et sont finalement mentalement atteintes et dépressives. Certains trouvent une solution à leurs problèmes et font preuve d'optimisme, de courtage, de persévérance et même de créativité. Beaucoup de psychologues se sont penchés sur ces questions. Ils ont décrit l'intérêt de choisir un objectif précis pour motiver son action pendant une période de concentration intense sur le moment présent au profit d'un engagement total dans l'action en cours. Cela peut se faire en lisant, écrivant, peignant, chantant dans une chorale, jouant un instrument de musique, faisant de la cuisine, etc, tout en évitant de passer d'une activité à l'autre. Quand on n'est plus rempli de ses actions, qu'on ne ressent pas en

---

119 Werner E. (1993) *Resilience and recovery: perspective from Kauaï longitudinal study*. Dev psychopath 5(4), 503-515.

profondeur ce qu'on *est* par ce qu'on *fait,* cela génère stress, frustration, et parfois dépression[120].

Le confinement à la maison pendant la crise sanitaire pourrait avoir eu des implications sur le santé mentale et l'usage de l'alcool dans l'ensemble de la population. Près de 3000 adultes dont 79 % de femmes ont été consultés par questionnaire en vue de déterminer l'influence des caractéristiques individuelles, des facteurs contextuels et des variables de santé mentale sur la consommation de l'alcool. Les résultats révèlent que 49,1 % des participants ont une consommation d'alcool stable, 24,5 % en consomment moins depuis le début du confinement et 24,6 % en consomment davantage. La dernière fraction de la population à consommation accrue comprend davantage des personnes moins jeunes, d'un niveau éducatif élevé, qui font du télétravail, ont des enfants, montrent un plus grand risque de contamination et des plus hauts niveaux d'anxiété et de dépression[121].

Adaptation au niveau économique

On doit s'attendre à de grands changements dans le secteur économique et les mécanismes de résilience vont se déclencher sur les activités et les marchés. Les consommateurs devront revoir leurs priorités de vie et leurs achats de biens de consommation et les services publics devront changer de modèle de gestion.

Il y a des industriels conscients à la fois des problèmes de restructuration et des questions environnementales qui ont eu l'idée de faire un partenariat avec des associations récupératrices puis de s'associer avec de grandes marques, et qui arrivent à ce que tous soient gagnants parmi les industriels, les associations, les distributeurs et les consommateurs.

---

[120] Csikszentmihalyi M, Patton JD (1997) *Le bonheur, l'expérience optimale et les valeurs spirituelles : Une étude empirique auprès d'adolescents*. Rev Que Psychol 18(2), 169-192.

[121] Schmits E, Glowacz F (2021) *Changes in Alcohol Use During the COVID-19 Pandemic: Impact of the Lockdown Conditions and Mental Health Factors.* Int J Ment Health Addict Jan 4, 1-12 (doi:10.1007/s11469-020-00432-8).

La campagne "zéro déchet" tendra davantage à s'étendre et gagner en investissements. La fabrication de produits de recyclage et les achats permettraient d'améliorer les conditions de travail dans les usines ou la sous-traitance. La situation sanitaire actuelle va limiter la délocalisation et plutôt favoriser la relocalisation des usines.

L'idée de substituer la location à la vente va continuer à faire son chemin surtout quand il s'agit de produits qui servent peu souvent, de même que la réparation qui augmente la durée de vie d'un produit. On ne sera désormais jamais plus à court d'innovations.

XI

Vécu d'un couple de privilégiés

Je désire témoigner de la vie menée dans notre ménage au cours de ces derniers mois, que je considère comme celle de privilégiés par rapport aux personnes que la Covid a sérieusement affectées, au point que certaines d'entre elles ont été conduites au suicide. Je devais pourtant craindre que mon grand âge me rende vulnérable et plus sensible à l'infection et que donc je dusse respecter autant que possible les consignes imposées par les autorités en accord avec les avis des experts épidémiologistes. En échange, notre âge nous a permis d'être vaccinés parmi les premiers en ce début mars.

Depuis que, l'année passée, l'OMS a officiellement reconnu que la Covid-19 est une pandémie, les citoyens sont tenus de rester chez eux afin d'éviter un maximum de contact en dehors de leur famille proche. On peut toutefois se rendre au travail quand le télétravail n'est pas possible. Les déplacements indispensables sont autorisés, comme se rendre chez le médecin, au magasin d'alimentation, à la poste, à la banque et à la pharmacie, prendre de l'essence ou aider des personnes dans le besoin. L'activité physique en plein air est admise et même recommandée. Elle peut s'exercer avec les membres de la famille vivant sous le même toit et un ami. Les sorties en famille vivant sous le même toit sont autorisées. Il est important de conserver une distance raisonnable entre les individus. Les rassemblements ne sont pas permis.

A début, cela ne posait pas de problème pour mon épouse et moi. Quand nous allions faire nos courses dans notre localité, il suffisait que nous portions un masque et restions à distance d'au moins 1m50 d'autres personnes qui faisaient la file avant d'entrer dans le magasin, le libraire, le bureau de poste ou la pharmacie, où un nombre limité de personnes pouvaient entrer. Nous avions pu assister à certaines scènes que nous ne connaîtrions jamais en temps normal. Par exemple, une femme était entrée dans une banque alors qu'elle devait attendre qu'une personne en sorte. Elle n'a pas voulu attendre dehors parce qu'il faisait trop froid pour elle, malgré les injonctions du directeur de la banque à qui elle voulait faire remarquer que les normes sanitaires passaient après son confort. Une autre fois, une dame a voulu entrer à la boucherie avant tout le monde. On lui fit remarquer qu'elle devait attendre son tour. Mais la remarque l'a vexée : « *Bon*, dit-elle, *mais on peut le dire gentiment* ! ». Cela ne lui a quand même pas fait son affaire parce qu'elle partit en haussant les épaules et en pensant qu'elle pourrait revenir quand la file serait moins longue. Derrière moi dans une file, une dame s'est fâchée en exigeant que l'homme qui la suivait devait respecter les distances. Il se contenta de lever les yeux au ciel et de rester impassible. Elle dut récidiver quelques instants plus tard sans que cela change l'attitude de cet irrespectueux client...

Exercer une activité physique tout en restant à l'intérieur ne me paraissait pas très logique. Aussi, avais-je pris la décision de passer toutes les après-midis dans la Forêt de Soignes qui était à notre portée. Mon épouse et moi firent quotidiennement une randonnée chaque fois différente d'une durée de près d'une heure et demie. Nous avions des amis qui criaient au secours, nous intimant de rester à l'intérieur comme eux qui faisaient leurs courses en ligne. Je leur répondais que respirer la poussière et les produits de ménage était malsain, qu'il était plus sain de prendre l'air et de marcher que de rester tout le temps assis devant la télé ou son ordinateur. Nous le faisions dans un environnement peu fréquenté, où le vent assurait une ventilation suffisante pour éloigner de nous les gouttelettes chargées éventuellement de virus, et je faisais mine de dire aux personnes que je croisais : "*Eloignez ces postillons que je ne peux respirer*".

Nous avions accepté d'héberger notre petite-fille qui suivait des cours dans une université plus proche de chez nous que de la maison de ses parents. Mais après quelque temps nous apprîmes qu'elle était testée Covid-positive. Elle en ignorait la raison mais nous lui avions demandé de respecter les distances à table et de porter un masque, et d'autres mesures que d'un commun accord nous suivions. Suite à cela, mon épouse et moi avons demandé au médecin de pratiquer un test chez nous, qui s'est révélé heureusement négatif. Puis cette étudiante a dû arrêter d'assister au cours pour les suivre en ligne chez elle et ne faire que quelques examens à l'Université en présentiel. De toutes façons, après ses symptômes, elle devait être immunisée et ne pas nous contaminer, du moins théoriquement. Mais en sa présence de plus en plus rare, nous prenions toutes les mesures qui nous semblaient appropriées.

Nous avions le sentiment d'être totalement à l'aise et même heureux de vivre ces moments difficiles pour beaucoup. Puisque les déplacements en voiture devaient être réduits, nous pouvions respirer un air plus salubre, plus pauvre en gaz d'échappement et parcourir des espaces moins bruyants. Nous occupions plus de temps à la lecture ou à l'écriture, à la communication via l'informatique avec la famille et les amis, même sans les voir de près ou les embrasser. Nous avions l'impression de vivre une autre vie, plus conforme à certains points de vue, mais plus pauvre en contacts physiques qui sont pourtant indispensables à l'équilibre psychique.

Mon frère qui habitait assez loin de chez nous ainsi que les membres de sa famille ont eu moins de chance car la plupart sont tombés malades, mais sans paraître très affectés, sauf que mon frère n'était plus autorisé à pêcher, son activité principale depuis sa tendre enfance, et avait du mal à accepter cette interdiction.

Alors que les commerçants, les cafetiers et les restaurateurs souffrent d'une catastrophe économique, moi j'avais le privilège de consommer moins de carburant et de produits divers et donc de faire des économies.

Bien sûr, mes cheveux poussaient mais cela ne me faisait rien. La seule chose qui me gênait c'est que je n'étais pas le seul à manquer de coiffeurs et ceux-ci devaient se résigner à attendre dans le plus grand ennui et le plus grand dénuement l'assouplissement des mesures. Comme mes gendres et petits-fils avaient les cheveux bien coupés, je n'avais qu'à demander à mes filles de faire avec moi ce qu'elles avaient fait avec eux. Elles le firent avec diligence pendant que je songeais à l'avenir en me demandant quand je pourrais retourner chez mon coiffeur....

Depuis, nous sommes entrés dans une troisième vague et, entre nous, ma famille et mes amis, ce sont d'incessantes discussions sur toute une série de sujets qui font jour à la suite de la situation sanitaire. Nous nous demandons, sans le dire, si nous sommes assez prudents et s'il ne faudrait pas limiter nos rencontres et suivre à la ligne les consignes.

Malgré les rappels à la solidarité, à la prise en considération des problèmes des hôpitaux qui n'en sortent pas faute de personnel, de place et de matériel, beaucoup de jeunes excédés, voire révoltés, manifestent un peu partout, tous très proches les uns des autres et criant tant qu'ils peuvent au mépris des risques de contagion. La police n'en vient pas à bout de disperser les groupes et est même victime de violences.

Le désarroi est responsable de ces débordements et mon épouse n'arrête pas d'invectiver contre les auteurs des mesures tant elles lui paraissent devenues intenables. Elle compatit surtout auprès des enfants longtemps privés de leurs conditions habituelles de vie et craint pour leur future santé psychologique.

Quant à moi, j'éprouve des sentiments contradictoires. D'un côté, si j'étais eugéniste, je me réjouirais que la Covid réduise la fraction âgée de la population et soulage les organismes gérant les pensions. D'un autre côté, je me réjouis d'être encore en bonne santé et d'être de plus en plus attiré par des activités diverses en constatant l'éloignement de ma mort.

Les discussions s'intensifient au sujet des risques de contagion quand des membres de la famille ont été testés positifs et soufrent parfois de conséquences pathologiques tardives. Je me rends compte que je n'ai pas le recul nécessaire pour donner des informations absolument fiables. Mais, comme dans le cas de ces écrits-ci, je me dis qu'il est illusoire de vouloir imposer des idées et promulguer des préceptes sur la façon de résoudre tous les problèmes qui surviennent jour après jour. D'ailleurs, on constate une grande disparité dans les publications scientifiques et, même si certains critiquent le fait que beaucoup de publications sont des 'preprints' qui n'ont pas fait l'objet d'analyse par des experts, elles ont l'avantage de rendre la science plus vivante, moins dogmatique et, donc, davantage engagée dans la société.

XII

Vers un nouvel Anthropocène[122]

Changement d'attitude

On entre dans une nouvelle ère, des choses vont changer peut-être de façon spectaculaire. On va peut-être faire l'expérience qui va révéler à quel point on est attaché à certaines habitudes et pratiques et on pourra peut-être se passer de certaines choses avec facilité. Pour les étudiants l'idée de supprimer les examens est cette fois envisageable. Ce qui autrefois paraissait impossible deviendrait inéluctable. Des idées jugées trop radicales à mettre en œuvre commenceront sans doute à avoir pignon sur rue. Si le mode de vie devient aseptisé, cela pourrait faire apprécier la chaleur des contacts humains.

L'homme continuera-t-il à adopter tous les comportements appris lors de cette crise de la Covid lorsque le virus ne monopolisera plus l'actualité. Les gestes barrières appliqués actuellement ne sont que des variantes de techniques utilisées depuis des siècles dès qu'une épidémie survient. Mais dès que l'urgence s'éloigne, les mesures de prévention disparaissent.

En entraînant la disqualification des recettes habituelles, les crises imposent l'invention et l'innovation[123]. L'innovation appelle à sortir de l'habitude, mais en réhabilitant du déjà-là. On se rend compte que l'innovation dans l'Art est liée au souvenir. Donc, le monde à venir sera en partie nouveau, il sera différent et surtout résultera de cette prise de conscience. Le 'process', est

---

[122] Terme désignant l'époque géologique actuelle depuis la révolution industrielle à la fin du XVIIIe siècle.

[123] Inspirations... Réinventions... *De la théorie à la pratique, des Experts & des Dirigeants partagent leurs visions et leurs solutions pour se réinventer et faire face à la crise.* Editions Chateauform, Seraing.

utile aux organisations pour son bon fonctionnement et beaucoup ne le remettent pas en question. En fait, le 'process' n'est plus au service de la communauté, c'est la communauté qui est au service du process.

Notre espèce a trois milliards d'années d'évolution derrière elle, et le nouveau virus souligne l'imperfection de la biologie humaine. Les pandémies contribuent à des modifications de la condition de l'homme et participent à son évolution, particulièrement celle-ci qui survient en plein boom technologique et économique et on doit bientôt observer des changements dans un bon comme dans un très mauvais sens. Bref, après la révolution industrielle, nous entrons dans un nouvel Anthropocène.

Plusieurs quotidiens rapportent les changements de vie déclenchés par le confinement. C'est ainsi que certaines familles ont choisi de se lancer sur les routes de l'Amérique latine, parfois pour réorienter leur carrière. La crise sanitaire a ébranlé pas mal de certitudes et donné des envies de nouveaux horizons.

La Covid-19 est la première pandémie dans laquelle la technologie et les réseaux sociaux sont utilisés à grande échelle pour permettre aux individus d'être en sécurité, informés, productifs et connectés. Mais, dans le même temps, cette technologie a pour effet d'amplifier une 'infodémie', une surabondance d'informations erronées dans le but de saper la riposte de santé publique et de promouvoir les objectifs différents de certains groupes ou individus. Les informations fausses et trompeuses ainsi diffusées peuvent nuire à la santé physique et mentale des individus et conduire à un non-respect des mesures de santé publique, réduisant par là-même leur efficacité et compromettant la capacité des pays à enrayer la pandémie[124].

On assiste à l'émergence de survivalistes (preppers) qui se préparent à la catastrophe que semble engendrer la crise sanitaire qu'ils perçoivent comme un effondrement de la civilisation industrielle. Ils se préparent en apprenant des techniques de survie et des rudiments de notions médicales. Ils font des

---

[121] OMS (2020) *Gestion de l'infodémie sur la COVID-19 : Promouvoir des comportements sains et atténuer les effets néfastes de la diffusion d'informations fausses et trompeuses*. Communiqué de presse du 23 septembre.

provisions d'aliments non périssables, de combustibles, de désinfectants, de papier toilette, etc. Ils cherchent des refuges, des sortes de sanctuaires, où se mettre à l'abri, étudier et pratiquer le développement personnel pendant la crise. Des groupes vont jusqu'à faire pousser leur nourriture végétale à l'abri des regards et acheter des véhicules blindés[125].

Il est un fait que la pandémie nous oblige à reconnaître les échecs de notre système social, économique et politique et à nous employer à le rendre plus résilient.

Comme au sortir de la peste noire, les terres arables sont devenues vacantes et abondantes. Ce qui, ajouté à la pénurie brutale de main-d'œuvre, renforce le pouvoir de négociation des paysans face aux propriétaires terriens et contribue à l'effondrement de l'économie féodale.

D'autre part, pour le consommateur pas trop exigent, Covid-19 aura parfois été une expérience plutôt bénéfique, sur le plan économique comme sur le plan culturel. A côté des drames et privations qu'entraînent la pandémie, on note des faits positifs importants. Notons par exemple la rapidité avec laquelle on a mis au point plusieurs vaccins, un surcroît de solidarité, un retour vers notre humanité et « *Comme dans la vie lorsque notre moral est dans les talons, la renaissance n'en sera que plus ardente* »[126].

Il faut à présent réinventer des loisirs *at home* avec la lecture et, à cette occasion, les enfants font preuve de créativité, ce qui est manifestement positif. Le silence et le calme réapparaissent, l'air est redevenu normalement respirable et la production de gaz à effet de serre est réduite.

Transition écologique

Quand tout redeviendra possible, il serait bon d'en tirer la leçon et limiter les voyages en avion pour satisfaire les jeunes qui, dans les manifestations des années précédentes, arboraient des pancartes où on pouvait lire : "*Moins de kérozène, plus de*

---

[125] Pineau A-L (2020) *Comment les survivalistes vivent la crise du Covid-19.* Slate.fr.

[126] Van de Woestijne F (2021) *Des raisons d'espérer*. La Libre Belgique du 14 janvier, p.56.

chaleur humaine", réduire les déplacements qui ne sont pas indispensables et acheter localement. Il est maintenant souhaitable que des hommes politiques responsables fassent peser de tout leur poids des arguments en faveur d'un nouvel Anthropocène où l'économie rejoint l'écologie. La crise du coronavirus fait en effet apparaître la nécessité de modifier très profondément le système économique pour améliorer le bilan environnemental. Face à un cataclysme majeur avec la fonte des glaces et la montée des eaux, les années de plus en plus chaudes, les sécheresses, les tempêtes, l'homme s'enfonce dans le déni de plus en plus irrationnel, faisant comme les sectes millénaristes qui attendent une fin du monde qui n'arrive pas et continuent à "rationnaliser" le fait que la fin du monde n'arrive pas. Il est comme les passagers du Titanic croyant ce navire insubmersible. Le rapport à la science est passé au crible. Les climato-sceptiques remettent en question la science tant qu'elle mesure et modélise le réchauffement climatique, qui est supposé ne pas exister. Alors, pour eux, il ne faut rien faire. Ils dénigrent le messager, font des attaques *ad hominem* pour décrédibiliser le message, tout comme Philip Morris International voici 30 ans soutenait la cigarette en faisant croire à l'innocuité du tabac.

Avec la Covid-19 qui s'étend partout sur la planète, on constate une diminution de la pollution et des émissions de gaz à effet de serre, se rapprochant de la norme prévue par les accords de Paris. En Chine, ce seraient au moins 100 millions de tonnes de CO_2 qui auraient déjà été évitées. La mise à l'arrêt de nombreuses usines y a permis la diminution de la production électrique (très largement dépendante du charbon) et les confinements ont limité considérablement l'usage des véhicules motorisés. On constate partout la diminution de la pollution de l'air, en particulier celle des particules fines, la baisse de l'exploitation des ressources et, avec le confinement, la réduction des transports et activités marchandes. En dépit des victimes et des graves conséquences sanitaires, on peut donc apprécier des effets écologiques positifs liés à la pandémie[127].

---

[127] Fournier C (2020) *Coronavirus et écologie : les leçons à tirer de la crise*. Youmatter (17 mars 2020).

Contrairement à ce que l'on peut lire dans certains articles, la transition écologique se fait dans un contexte de pandémie qui en dit long sur les fragilités de l'homme mais aussi sur ses forces et sa capacité de solidarité. Il faut que cette crise ne reste pas qu'une parenthèse à refermer au plus vite et que la société aspire à un avenir plus rassurant et plus humain, qui passe par un nouvel horizon, qui soit solidaire et démocratique.

L'émergence de la Covid-19 met bien en évidence le fait que l'érosion de la biodiversité porte atteinte au système qui soutient la vie humaine. En effet, plus un écosystème est riche en biodiversité, plus il est difficile pour un agent pathogène de se propager rapidement. Or les changements dans l'environnement sont un important facteur de l'émergence des zoonoses et en perturbant le délicat équilibre de la nature, l'homme a créé des conditions qui permettent à des agents pathogènes comme les coronavirus de se propager. Il faut se dire que l'activité humaine et la destruction de la biodiversité augmentent les migrations de la faune sauvage et la fréquence des contacts entre le monde sauvage et humain, ce qui favorise la transmission rapide du virus. L'élevage intensif qui caractérise le mode actuel de l'agriculture et qui devrait être modifié se révèle être un excellent incubateur du virus et une passerelle facile jusqu'à l'Homme. C'est là, notamment, en quoi la Covid diffère des épidémies des siècles passés quand la biodiversité était beaucoup moins affectée et pouvait protéger l'homme davantage que maintenant.

Aspects politiques

La pandémie réveille les humains à percevoir ce qui les menace. C'est ainsi qu'elle pourrait faire sauter les verrous psychologiques de ce lien mystique avec le pouvoir. Celui-ci exercé par Poutine en est un exemple. Ce dirigeant a voulu accomplir l'impossible pendant vingt ans. La menace de la pandémie a été de contraindre Poutine, et toutes les autorités de la Russie, à ouvrir les yeux sur la pauvreté qui y est considérable et on peut espérer qu'après la pandémie la sacralisation du pouvoir va s'estomper. Les tentatives de remplacer les valeurs réelles de l'humain est incompatible avec la situation politique, morale et psychologique causée par la pandémie. Et cela concerne le monde entier, car il est désormais interdit à ceux qui gouvernent et veulent accomplir l'impossible d'ignorer la ligne rouge que tout homme ne pourrait franchir.

Il nous faut sortir de cette crise par davantage de solidarité, une mondialisation repensée, un autre rapport à la nature, bref l'occasion d'un nouveau départ. Le tout est de prévoir et donc de prévenir une nouvelle pandémie. *« Nous entrons peut-être dans une ère où des choses qui paraissaient autrefois impossibles deviennent presque inéluctables »*[128].

Les épidémies font apparaître le désordre du monde. *« Laboratoires biopolitiques depuis l'exclusion de la lèpre et le quadrillage de la peste, elles sont aujourd'hui au centre du débat éthique, épistémologique et politique de l'émergence. La Covid-19, première grande pandémie de la mondialisation triomphante, s'est manifestée tout à la fois comme une répétition des précédentes et comme le surgissement d'un changement radical, le déploiement d'un monde que rien ne laissait prévoir »*[129].

Santé physique et mentale

Certains effets de la Covid sont bénéfiques pour les uns, néfastes pour les autres et, parmi eux, ceux qui concernent l'utilisation du chanvre indien. Cette drogue a beaucoup fait parler d'elle tant les avis divergent sur la question de son utilisation. Il est un fait que cette plante hallucinogène contient des phyto-cannabinoïdes et que, compte tenu de l'évolution des connaissances scientifiques dans ce domaine, l'usage médical du *Cannabis sativa indica* redevient de plus en plus toléré pour ses vertus antiémétiques. Dans d'anciens textes chinois et indiens, on trouve déjà mention du cannabis prescrit pour traiter les vomissements, les maladies infectieuses parasitaires, les hémorragies. Les vertus thérapeutiques du cannabis ont été redécouvertes en Occident au XIXe et XXe siècles. Mais bien que des autorisations de mise sur le marché aient été données par des

---

[128] Hinsliff G (2020) *Nos vies bouleversées.* Courr Intern 1533, 4-5.
[129] Lombard J, Vandewalle B (2020) *Philosophie de l'épidémie. Le temps de l'Emergence*. L'Harmattan, Paris.

autorités, elles sont largement contestées par la communauté scientifique[130]. Cependant, la légalisation de l'usage du cannabis peut s'avérer être utile comme mesure sociale et d'intérêt public en permettant la lutte contre le trafic et l'amélioration de la prévention du risque. Contraints à l'inactivité et coupé de toutes relations sociales et amicales, les jeunes cherchent 'à planer'. Dès les prémices du confinement, les consommateurs réguliers de cannabis se sont rués vers les sites de commande. Le Canada a connu un record de près de 14 000 commandes, les achats de fleurs séchées ont fait un bond de 600 %. Ce sont certes de nouvelles opportunités de développement, mais qui, en échange, inquiètent les autorités sanitaires de cette consommation en hausse qu'elles lient aux fragilités psychologiques[131].

Les chercheurs argentins, en particulier, alertent sur l'apparition de maladies suite à la déforestation et à la destruction des écosystèmes. En 2009, la destruction de 4 % de la forêt amazonienne a entraîné une hausse de 50 % des cas de paludisme[132]. Les conséquences d'une pandémie non maîtrisée peuvent être très importantes. Ainsi, la peste noire en Europe et en Asie a tué en quelques années des dizaines de millions de personnes et a eu un fort impact sur la démographie.

Au XXIe siècle, la surveillance et le contrôle d'une pandémie reposent sur une coopération internationale. Le choix des maladies prioritaires se basent sur plusieurs critères, dont leur transmission à l'homme, leur gravité ou leur mortalité, leur extension, le risque potentiel de leur propagation internationale et les conséquences sociales éventuelles.

Veille sanitaire

Il ne faut pas croire que nous serons si vite quitte de la pandémie en cours. L'éradication d'un virus n'a été possible que

---

130 Kahan M et al (2014) *Prescrire du cannabis fumé pour la douleur chronique non cancéreuse Recommandations préliminaires* Canadian Family Physician 60, e562-e570.

131 Jouan H (2021) *Au Canada, le cannabis légal a profité à plein du Covid-19.* Le Monde du 5 janvier, p.15.

132 Olson SH et al (2009) *Links between Climate, Malaria, and Wetlands in the Amazon Basin.* Emerg Infect Dis 15(4), 659-662.

dans le cas de la variole dont le virus ne se transmet qu'au sein de l'espèce humaine. Par contre, le SARS-CoV-2, comme beaucoup d'autres virus, est zoonotique (cf. chap. IV) et la chaine de transmission ne peut donc être arrêtée. Ce virus continuera à nous accompagner.

Il faudra continuer en temps normal de surveiller l'état de santé d'une population afin de la prévenir des menaces de récidives d'épidémies. Il nous faudra recourir à une stratégie efficace qui s'applique en santé humaine ou animale et dans le cadre de la surveillance des produits phytosanitaires. Cette veille s'exercerait à différents stades du phénomène d'émergence. Certaines contrées sont à risque de propagation d'agents pathogènes là où des mesures d'hygiène et soins de santé ne sont pas suffisants, où la vaccination est déficitaire et où l'émergence de maladies à transmission par des moustiques est favorisée par le climat ou les précipitations abondantes.

Nous aurions intérêt à changer de comportement, par exemple en maintenant dans une certaine mesure le port du masque que les Japonais utilise depuis longtemps dans les lieux fort fréquentés, dont les trains, pour éviter la propagation de tout agent infectieux affectant les voies respiratoires.

Il serait souhaitable de promouvoir davantage la vaccination. Le moment où un virus cause l'épidémie vient bien avant le lien entre la maladie et la détection de l'agent causal. Si on pouvait prévoir à quel moment un virus devient infectieux par des techniques d'analyse des virus à mettre au point, on pourrait avancer la préparation des vaccins.

En conclusion, l'après serait différent de l'avant Covid-19

Tout ce qui caractérise l'Anthropocène d'avant 2020 ne représenterait pas ce qu'il y a de mieux et la pandémie pourrait donner l'occasion de corriger le tir. Ainsi, pourquoi faut-il absolument prendre l'avion, avec à la clé des week-ends passés dans un aéroport inconfortable, pour nous balader sur des plages de sable, simplement parce qu'elles sont garnies de palmiers ? Non seulement l'avion est un facteur clé dans la propagation des épidémies, mais ils sont polluants, cause d'excès de production de gaz à effet de serre et anormalement bruyants pour les riverains proches des aéroports.

Comme on l'a vu plus haut, la transition écologique semble favorisée par la lutte contre la pandémie et a ainsi l'occasion d'être développée. Les jeunes qui sont inquiets pour leur avenir sont conscients qu'il faut à tout prix prendre des mesures pour agir sur l'évolution du climat. Eux qui sont victimes des mesures imposées par la crise sanitaire sont à prendre en considération mieux qu'on ne le fait. Comme le fait remarquer si judicieusement leur guide à l'Université, « *Nos enfants vivront moins bien que nous. La pandémie actuelle aura été un révélateur et un accélérateur... Tous les efforts que nous devons mettre en place et financer doivent avoir un horizon commun : notre jeunesse. Notre génération repue et prédatrice n'a plus le droit à cette gestion à court terme : elle nous a peut-être enrichis, mais elle a appauvri l'avenir* »[133].

Les restaurants sont absolument indispensables à la vie sociale, mais ils rassemblent un trop grand nombre de personnes dans des espaces restreints. Pour qu'ils puissent renaître, ils auraient intérêt à se pourvoir de moyens limitant la propagation d'agents infectieux par voie aérienne. On peut imaginer l'installation de cloisons entre des groupes de tables, tout en libérant un couloir pour le service et en assurant la ventilation et la désinfection. Il est aussi souhaitable que les discothèques qui, dans leur pratique, font un tort fou aux jeunes soient règlementées. Il devrait en être de même pour certains services dits non essentiels qui ne sont pas seulement futiles, comme les bancs solaires ou les tatouages, mais ne sont pas non plus dépourvus de toxicité.

Parmi les activités qui devraient impérativement réapparaître, la culture longtemps sacrifiée devrait se voir développée ainsi que la diffusion du savoir dans un esprit de libre expression. Il est heureux de se rendre compte que des expositions d'œuvres longtemps conservées n'auraient peut-être jamais vu le jour sans la pandémie et les publications n'ont jamais été aussi fréquentes

---

[133] Schaus A (2021) *Une génération sacrifiée ?* 'Le Soir' du 22 janvier.

et cela devrait être profitable dans la mesure où elles ne font pas la part belle à des "complotistes" de tout acabit.

L'homme doit bien se rendre compte qu'il doit s'attendre à d'autres épidémies s'il n'a pas enregistré que les épidémies ont jalonné toute l'humanité depuis ses origines, d'autant plus qu'avec le réchauffement climatique elles risquent d'être plus fréquentes et plus dangereuses. Il est heureux qu'avec les progrès de la science, il accède plus aisément à une immunité, acquise par vaccination ou passive par fourniture d'anticorps. Il est donc à la merci de ses virus mais capable de s'en défendre.

Glossaire

Acides aminés. Molécules organiques possédant un groupe amine (R- NH2) et un groupe carboxyle (R-COOH) et jouant un rôle crucial dans la structure, le métabolisme et la physiologie des cellules de tous les êtres vivants connus, en tant que constituants des protéines (voir ce mot).

Acides nucléiques. Chaînes polymériques de poids moléculaire élevé formées de la succession de nucléotides, d'un sucre et d'acide phosphorique. Présents dans tous les organismes vivants, ils constituent les moteurs de la synthèse des protéines. On distingue l'ADN et l'ARN.

ADN (ou DNA en anglais). L'acide désoxyribonucléique - ou thymonucléique - est le plus souvent bicaténaire, étant formé de deux chaînes antiparallèles enroulées l'une autour de l'autre pour former une double hélice. Chaque chaîne est un polymère de bases nucléotidiques (deux pyrimidines, cytosine (C) et thymine (T), qui sont des molécules azotées hétérocycliques aromatiques, deux purines, adénine (A) et guanine (G), constituées chacune d'un cycle pyrimidine fusionné à un cycle imidazole) dont l'ordre de succession constitue l'information génétique. Ces nucléotides sont associés à un sucre, le désoxyribose, et reliés entre eux par des liaisons phosphodiesters sur les carbones 5 et 3 de ce sucre. Dans une paire de nucléotides, il y a appariement entre les bases des deux chaînes, de l'adénine avec la thymine (couple A:T) ou de la guanine avec la cytosine (G:C). L'ADN des bactéries est en général circulaire même pendant sa réplication. Chez les eucaryotes, on distingue l'ADN nucléaire et l'ADN mitochondrial ou chloroplastique. L'ADN des virus est à simple brin ou à double brin, ces derniers étant les plus courants. L'ADN à simple brin est d'habitude promu en double brin dans les cellules infectées.

Adaptation. Appropriation d'un organisme aux conditions internes et externes de l'existence, permettant à cet organisme de durer et de se reproduire.

Aérosol. Ensemble de fines particules, solides ou liquides, d'une substance chimique ou d'un mélange de substances, en suspension dans un milieu gazeux. Émis par les activités humaines ou naturelles.

Anaérobie. Etat d'un organisme qui n'utilise pas l'oxygène mais un composé minéral comme accepteur d'électrons pour son métabolisme. Il est anaérobie strict quand il ne peut absolument pas vivre en présence d'oxygène.

Anthrax. Se réfère à deux maux distincts : maladie du charbon due à *Bacillus anthracis* et anthrax staphylococcique, ou furonculose, dû au staphylocoque de l'appareil glandulaire pilosébacé.

Anthropocène. Ce terme qui signifie « l'Ère de l'humain » a été popularisé à la fin du XXe siècle par le chimiste Paul Josef Crutzen et le biologiste Eugene Stoermer pour désigner une nouvelle époque géologique, qui aurait débuté selon eux à la fin du XVIIIe siècle avec la révolution industrielle, et succéderait ainsi à l'Holocène.

Antibiotique. Molécule produite par des bactéries ou des champignons et toxique pour d'autres bactéries. Leur structure moléculaire et, corrélativement, leur spectre d'activité diffèrent. L'action antibiotique est bactériostatique, bactéricide ou bactériolytique selon qu'il y a inhibition de croissance, mort ou lyse de la bactérie sensible. La résistance aux antibiotiques est surtout due à des gènes plasmidiques codant pour une ou des enzymes neutralisantes, et parfois à une mutation chromosomique.

Anticorps. Protéine, immunoglobuline (Ig), produite par les lymphocytes B et capable de réagir en présence d'un antigène. On distingue les IgG, IgM, IgA et IgE détectables dans le sérum (sang débarrassé de ses cellules et des protéines de la coagulation, obtenu après coagulation et centrifugation). Les anticorps anti-SARS-CoV-2 sont produits dans les deux semaines suivant une infection. Ils sont neutralisants quand ils sont dirigés contre les protéines S et N du virus pour empêcher sa pénétration dans la cellule.

Antigène Macromolécule naturelle ou synthétique qui, reconnue par des anticorps ou des cellules du système immunitaire d'un organisme, est capable de déclencher chez celui-ci une réponse immunitaire. Les antigènes sont généralement des protéines, des polysaccharides et leurs dérivés lipidiques. Des fragments d'antigènes appelés haptènes peuvent aussi induire une allergie.

ARN. L'acide ribonucléique se trouve dans pratiquement tous les organismes et certains virus. L'ARN est une molécule très proche de l'ADN, étant aussi un polymère linéaire constitué d'un enchaînement de nucléotides, l'adénine, la guanine, la cytosine et l'uracile (qui remplace la thymine de l'ADN), associés à un groupement phosphate et au ribose, à la place du désoxyribose de l'ADN. L'ARN est monocaténaire à la différence de l'ADN. L'ARN messager est synthétisé dans les cellules à partir d'une matrice d'ADN dont il est une copie (*transcription*). D'autres ARN assurent la *traduction* du message dans la soudure des aminoacides pour faire la protéine correspondant au gène transcrit. L'ARN ribosomique (ARNr) est le constituant principal des ribosomes, produit à partir d'un gène codé dans l'ADN. Il est transcrit sous forme de précurseur plus long puis clivé pour donner différents ARNr. L'ARN des virus est soit monocaténaire, soit bicaténaire. Les virus à ARN monocaténaire peuvent être classés selon la polarité de leur ARN. L'ARN à polarité positive est identique à celle d'un ARN messager viral de sorte que l'ARN viral peut être immédiatement traduit par la cellule hôte.

Anxiété. Etat psychologique face à un danger qui n'est pas clairement identifié. En l'absence ou en présence de stress psychologique, l'anxiété peut créer des sentiments envahissants de peur, d'inquiétude et de crainte et inclut des effets émotionnels, des sentiments d'appréhension ou de menace, des troubles de concentration, de la tension, de la nervosité, une anticipation au pire, une irritabilité, une agitation, et un sentiment de malaise.

ATP. Adénosine triphosphate, constitué d'un groupe triphosphate lié à un résidu d'adénine et au ribose, qui assure l'essentiel du transport de l'énergie métabolique.

Bactérie. Organisme unicellulaire de dimension microscopique (entre 0,2 et 100 μm) appartenant au règne des procaryotes caractérisés par l'absence de noyau et, dans le cas des bactéries extrêmophiles, pouvant vivre dans des conditions extrêmes. L'enveloppe cellulaire est complexe. On distingue des bactéries à Gram positif ($Gram^+$) et à Gram négatif ($Gram^-$) selon la technique de coloration utilisée pour l'examen au microscope ordinaire. Elles sont aérobies quand elles utilisent l'oxygène pour leur métabolisme ou anaérobies quand l'oxygène est facultatif ou qui est toxique dans le cas des anaérobies stricts. Le matériel génétique est généralement constitué de molécules d'ADN circulaires, le chromosome porteur des gènes essentiels et éventuellement un ou plusieurs plasmides porteurs de gènes non essentiels.

Biodiversité. Variété des organismes vivants de toute origine, terrestres et aquatiques, et des complexes écologiques dont ils font partie, et leur variabilité qui comprend la diversité au sein des espèces comme entre les espèces. On distingue la biodiversité génétique, la biodiversité spécifique et la biodiversité écosystémique.

Bulle sociale. Cercle de protection permettant d'entretenir des contacts étroits avec des personnes provenant d'autres foyers. Elle forme un espace d'échange et de socialisation à l'intérieur d'un groupe limité.

Cannabis. Plante annuelle, chanvre indien cultivé (*Cannabis sativa* L.), parfois subdivisée en plusieurs sous-espèces, originaire d'Asie, largement utilisée depuis le Néolithique et plus ou moins réglementée en raison de ses propriétés psychotropes.

Capside. Structure qui entoure le génome viral (ADN ou ARN) et constituée de très nombreuses unités protéiques qui se regroupent pour former des ensembles structurels identiques appelés *capsomères*.

Cellule. La plus petite unité fonctionnelle et structurale des organismes vivants. Selon leur structure et leurs mécanismes, on distingue des cellules procaryotes et eucaryotes (voir ces mots). Parmi les cellules eucaryotes, on distingue les cellules somatiques, les cellules embryonnaires, intermédiaires entre la cellule-œuf ou zygote et les tissus, et les cellules sexuelles ou gamètes qui sont haploïdes et dont la fusion donne naissance au zygote (voir ces termes).

Chauve-souris (Chiroptères). Mammifères placentaires comptant près de 1400 espèces nocturnes et volantes, insectivores ou frugivores, souvent capables d'écholocation. Plusieurs sont des vecteurs ou des réservoirs pour des virus zoonotiques préoccupants pour la santé publique et vétérinaire. Les agents pathogènes qu'ils véhiculent contribuent à réguler les populations animales, mais sont aussi régulièrement sources de maladies émergentes chez l'homme.

Cholera. Maladie strictement humaine, qui se manifeste par des diarrhées gravissimes entraînant une déshydratation rapide, souvent mortelle en l'absence de traitement. Elle se transmet par voie digestive en étant provoquée par l'ingestion de la bactérie *Vibrio cholerae*. La maladie peut se présenter sous une forme endémique ou épidémique.

Chromosome. Structure constituée d'ADN bicaténaire (à deux chaînes enroulées). Chez les eucaryotes, il est linéaire et enroulé autour de noyaux protéiques basiques (histones) et est visible pendant la division cellulaire (pendant l'interphase, il existe à l'état de chromatine). Chez les procaryotes, dont les bactéries, le chromosome est constitué d'une molécule d'ADN circulaire qui porte toute l'information génétique des diverses fonctions.

Clone (-r). Population cellulaire issue d'une seule cellule par filiation, uniquement par division cellulaire et donc porteuse d'un seul type de génome (voir ce mot). Par mutation, infection virale ou transfert génétique, le clone peut subir des modifications, d'où formation de sous-clones séparables par ré-isolement de chaque cellule. Le *clonage* est appliqué chez les bactéries ou la levure après transformation artificielle de l'ADN.

Code génétique. Code de correspondance entre la séquence des bases nucléotidiques des acides nucléiques - adénine, cytosine, guanine et thymine (ou uracile dans le cas de l'ARN) - et la séquence des amino-acides présents dans une protéine, ce qui permet la transmission de l'information déterminant la spécificité d'une protéine, c'est-à-dire l'action de coder.

Confinement. Stratégie de réduction des risques sanitaires qui oblige, sous peine de sanctions économiques ou pénales, une population à rester dans son logement ou dans un lieu spécifique pour limiter les contacts entre personnes et donc la propagation d'une contagion. Le confinement sanitaire est ici utilisé dans le cas de la pandémie de Covid-19. Le terme y est massivement employé pour désigner l'ensemble des mesures d'hygiène et de barrières, présentées comme des mesures distinctes du concept de confinement proprement dit. À la fin de la période du confinement s'ouvre celle du déconfinement,

Contagion. Transmission d'une maladie à une personne bien portante, par contact direct ou indirect. Pour la Covid-19, on distingue une période d'incubation entre l'infection et la manifestation des symptômes, qui est de 2 à 14 jours, et une période de contagiosité d'une durée de 7 jours en moyenne pour des patients dont les symptômes ne justifient pas une hospitalisation. La durée de cette période est doublée en cas de symptômes plus graves ayant justifié une hospitalisation. Les personnes asymptomatiques seraient 4 fois moins contagieuses que les symptomatiques.

Coronavirus. Les coronavirus constituent une famille de virus à ARN, munis d'une capside caractérisée par des protéines en forme de massue (spicules). Certains peuvent infecter les humains, entraînant le plus souvent des symptômes bénins de type rhume. Néanmoins, trois épidémies mortelles sont déjà survenues au XXIe siècle, successivement la SRAS due à SARS-CoV-1, la MERS due à MERS-CoV et la Covid-19 due à SARS-CoV-2. Plusieurs vaccins ont été mis au point et la vaccination a commencé pour se protéger de la Covid.

Couvre-feu. Interdiction à la population de circuler dans la rue durant une certaine période de la journée et de la nuit Elle est ordonnée par le gouvernement ou tout responsable d'un pays, d'une région ou d'une ville et décrétée lors de la déclaration de la loi martiale ou de crise sanitaire. Son but est de permettre aux forces de l'ordre, civiles ou militaires, de mieux assurer la sécurité de la zone sous couvre-feu, de limiter la libre circulation d'une certaine catégorie de personnes, comme les femmes ou les mineurs, ou de protéger les populations d'un danger.

Cytoplasme. Contenu cellulaire qui comprend le cytosol, liquide visqueux riche en protéines et en de nombreux autres composés hydrosolubles, les ribosomes et, dans les cellules eucaryotes, divers organites aux fonctions essentielles.

Ecosystème. Ensemble formé par une communauté d'êtres vivants et son environnement géologique, édaphique, hydrologique, climatique, etc. Les éléments constituant un écosystème, les plantes, les animaux et l'habitat, développent un réseau d'échange d'énergie et de matière permettant le maintien et le développement de la vie.

Ecrouelles. Adénopathie cervicale (ganglion volumineux dans le cou), chronique et d'origine tuberculeuse, qu'à une certaine époque on considérait comme divine parce qu'inguérissable.

Enzyme. Protéine à fonction catalytique de chacune des réactions métaboliques (biosynthèse, dégradation de molécules complexes avec production éventuelle d'énergie).

Endémies, épidémies. Il y a *endémie* quand il y a présence habituelle d'une maladie infectieuse dans une population déterminée ou une région précise, avec une incidence stable ; les *épidémies sont* caractérisées par une croissance rapide de l'incidence d'une maladie dans une région donnée et pendant une période donnée.

Épizootie. Maladie frappant dans une région plus ou moins vaste, une espèce animale ou un groupe d'espèces dans son ensemble. Une *enzootie* est une épizootie qui touche une région d'une façon constante (incidence stable) ou à certaines époques déterminées et une *panzootie* frappe un continent ou le monde. Une épizootie peut se transformer en zoonose (voir ce mot) si elle se transmet à l'homme.

Espèce. La plus grande unité de population au sein de laquelle le flux génétique est possible. Les individus d'une même espèce sont donc génétiquement isolés d'autres ensembles équivalents du point de vue reproductif.

Eucaryotes. Organismes diploïdes possédant un noyau vrai, capable de se diviser et pourvu d'une membrane qui sépare le matériel nucléaire du cytoplasme. Ce sont les animaux, les végétaux et les mycètes, qui sont pluricellulaires, et les protistes qui sont unicellulaires.

Fécondité. Capacité des espèces vivantes, animales ou végétales de se reproduire et d'assurer la perpétuation de l'espèce. Elle s'applique aussi à l'individu. En démographie, la fécondité s'exprime par un indice égal au nombre moyen d'enfants nés vivants rapporté à la population féminine en âge de procréer. En agriculture, la fécondité de la terre est sa capacité à produire des récoltes abondantes.

Fièvre puerpérale. Maladie infectieuse qui survient après un accouchement ou une fausse couche, surtout dans le cas où l'expulsion du placenta n'a pas été complète. Le principal agent de la fièvre puerpérale historique est probablement un streptocoque, *Streptococus pyogene*s.

Foyer de contagion. Ensemble d'évènements sanitaires reliés temporellement et spatialement. Découverts, ils sont rapportés aux organismes de santé publique responsables de la zone régionale de rattachement. Les foyers de taille importante et virulents peuvent être ré-évalués en sources de contagion.

Gène. Unité génétique de fonction. On distingue les gènes de structure qui codent pour une protéine et les gènes de régulation qui interviennent dans la transcription des gènes de structure. Chez les bactéries, les gènes de structure relatifs à la biosynthèse d'un acide aminé ou à la fermentation d'un sucre sont souvent groupés en opérons liés à un site opérateur et un ou plusieurs sites promoteurs.

Génome. Somme des informations génétiques requises pour assurer la permanence de l'individu et sa perpétuation par reproduction sexuée ou asexuée. Chez les eucaryotes, le génome comprend les chromosomes nucléaires et l'ADN des mitochondries (ADNmt). Dans les bactéries, les gènes des fonctions essentielles sont tous groupés dans une molécule d'ADN circulaire ou chromosome. Compris dans le génome bactérien, les plasmides sont un complément d'ADN également circulaire pouvant conférer des caractères utiles non essentiels.

Génotype. Partie donnée de l'information génétique d'un individu et donc la composition allélique de tous ses gènes.

Germe. De façon globale, le germe est l'initiateur d'un processus biologique amenant une transformation, soit le développement d'un organisme, soit une infection d'un organisme suivie de lésions ou de modifications au sein de cet organisme.

Hémagglutinine. Glycoprotéine antigénique présente à la surface du virus de la grippe et responsable de la fixation de la particule virale à un récepteur situé sur la cellule cible.

Hydroalcoolique (Gel). Solution aseptisante cutanée, employée afin d'assurer l'hygiène de mains sèches et non souillées, qui agissent par friction sans eau, grâce à ses propriétés bactéricides, virucides et fongicides, sans effet nettoyant.

Hydroxychloroquine. Médicament indiqué en rhumatologie dans le traitement de la polyarthrite rhumatoïde et du lupus érythémateux pour ses propriétés anti-inflammatoires et immunomodulatrices. En 2020, cette molécule a été le sujet de recherches dans le contexte de la lutte contre le coronavirus SARS-CoV-2, mais s'est révélée non efficace in vivo.

Immunité. Capacité d'un organisme à se défendre contre des agents infectieux. On distingue l'*immunité cellulaire*, qui utilise les lymphocytes T, et l'*immunité humorale* qui utilise des anticorps (immunoglobulines) produits par les lymphocytes B. L'immunité est dite *active,* quand le système immunitaire est stimulé par un vaccin connu et contrôlé, et *passive* quand il y a transfert d'anticorps provenant d'un sujet immunisé à un autre qui ne l'est pas. L'*immunité collective* est le phénomène par lequel la propagation d'une maladie contagieuse peut être enrayée dans une population lorsque beaucoup d'individus sont immunisés parce qu'ils ont développé des anticorps après avoir été contaminés ou vaccinés.

Influenza (grippe). Maladie infectieuse fréquente et contagieuse causée par certains virus à ARN de la famille des orthomyxiviridae. On distingue au moins quatre grippes d'après les antigènes de surface des virus correspondants : H (hémagglutinine) et N (neuraminidase) (voir ces mots). Elle touche les oiseaux et certains mammifères dont le porc, le phoque et l'être humain.

Infodémie. Néologisme forgé par l'Organisation mondiale de la santé en 2020 pour désigner la diffusion rapide de rumeurs et de fausses informations concernant la pandémie.

Lazaret. Etablissement de mise en quarantaine des passagers, équipages et marchandises en provenance de ports où sévissait la peste.

Lymphocyte. Globules blancs largement présents dans la rate et les ganglions lymphatiques. On distingue les lymphocytes B, responsables de la synthèse des anticorps, et les lymphocytes T4 et T8 cytotoxiques, qui détruisent les cellules étrangères et sont marqués par les antigènes de surface CD4 et CD8 respectivement. La Covid-19 présente une lymphopénie : perte des lymphocytes. Les lymphocytes peuvent se différencier en cellules mémoires qui durent plusieurs années.

Malaria. La " fièvre des marais " ou *paludisme* est une maladie infectieuse due à un parasite du genre *Plasmodium*, propagée par la piqûre de moustiques anophèles, et demeure la parasitose la plus importante en Inde et surtout en Afrique subsaharienne. Le parasite infecte les cellules hépatiques de la victime puis circule dans le sang en colonisant les globules rouges.

Manga. Bande dessinée japonaise.

Membrane. Mince pellicule d'un centième de micromètre (1 x 10^{-8} m) d'épaisseur dépourvue de discontinuité et enfermant le contenu de la cellule, du noyau ou d'un organite (comme la mitochondrie). Elle est formée de deux feuillets phospholipidiques en lesquels des protéines sont ancrées de différentes manières. Elle est asymétrique quant à sa composition en lipides et protéines. Les membranes biologiques ne sont pas seulement perméables à l'eau ; on distingue une perméation passive et une perméation active. Dans la bactérie, la membrane interne régule les échanges entre le milieu extérieur et le milieu intérieur de la cellule et assure de ce fait le maintien de la composition du cytoplasme, tandis que la membrane externe est de composition plus complexe, pouvant comprendre des récepteurs de bactériophages et de bactériocines, et est séparée de la membrane interne par la paroi (peptidoglycane).

Microbe. Terme générique servant à désigner les organismes vivants unicellulaires visibles au microscope : bactéries, levures et protistes. Les virus en sont exclus.

Mutation. Modification réversible ou irréversible au niveau du patrimoine génétique. Les mutations *ponctuelles* affectent une seule paire de nucléotides, A:T ou G:C. Les mutations résultent aussi de *délétions,* d'*insertions* ou de *transpositions* de séquences plus ou moins longues, de répétitions de séquences, du transfert d'un segment d'une séquence étrangère. Les mutations *bénéfiques* s'accompagnent de changement favorable des propriétés de l'hôte à la différence des mutations *délétères.* Les mutations qui n'ont pas ces caractéristiques permettant de les détecter sont dites *neutres*.

Neuraminidase. Enzyme présente dans l'enveloppe des virus de la grippe, qui clive les résidus d'acide sialique des glycoprotéines et est indispensable à la réplication virale.

Neuropiline. Protéine transmembranaire, servant notamment de récepteur auquel se lie la protéine S du SARS-CoV-2.

Niche écologique. Position occupée par un organisme, une population ou une espèce dans un écosystème, et somme des conditions nécessaires à une population viable de cet organisme.

Nucléocapside. Ensemble formé du génome viral et de la protéine qui l'enveloppe. Chez les coronavirus, c'est une partie de la particule virale ; elle est hélicoïdale et comprend la protéine N et l'ARN.

Pandémies[134]**.** Les épidémies qui touchent une partie particulièrement importante de la population mondiale ou sa totalité et qui surviennent lors de déséquilibres majeurs liés à des modifications sociales et environnementales.

PCR (polymerase chain reaction). Technique basée sur une réaction en chaîne par polymérase et constitue une méthode d'amplification génique *in vitro* qui permet de dupliquer en grand nombre une séquence d'ADN.

Pic épidémique. Moment, au cours d'une épidémie, où le nombre de nouveaux cas, sur une période donnée et dans une région donnée, atteint un sommet et qui est suivi d'un infléchissement de la courbe épidémique.

Prévalence. Proportion en % de personnes atteintes dans une population donnée à un moment donné.

Process. Enchaînement ordonné de faits ou de phénomènes, répondant à un certain schéma et aboutissant à un résultat. Terme surtout utilisé dans le sens de « procédé », notamment dans l'industrie.

Protéine. Constituant primordial de la matière vivante consistant en un ou plusieurs biopolymères d'acides aminés formés par liaison entre un groupe aminé de l'un et carboxyle de l'autre (-NH-COO) et reliés entre eux notamment par des ponts disulfures S-S. Elles remplissent des fonctions diverses : catalytiques (enzymes), plastiques et de soutien (cytosquelette), fonction de défense (anticorps), récepteurs d'éléments exogènes, enveloppe des virus (capside) et interactions avec d'autres molécules (hormones). La

---

[134] du grec ancien πᾶν / *pãn* « tous » et δῆμος / *dẽmos* « peuple ».

spécificité des protéines dépend de la séquence des acides aminés définie par les gènes.

Protistes. Microorganismes eucaryotiques distincts des levures. On distingue les protistes animaux (protozoaires, tels que l'amibe ou le trypanosome de la maladie du sommeil) et les protistes végétaux (protophytes).

Récepteur membranaire. Constituant de la membrane d'une cellule permettant la détection spécifique de molécules de signalisation (hormones, facteurs de croissance, interleukines, etc.) et déclenchant une cascade de réactions biochimiques de transduction de signaux. Il peut également servir à la fixation de molécules ou de complexes moléculaires en circulation dans le milieu extracellulaire en vue de leur absorption par la cellule ou bien encore de virus où il constitue une porte d'entrée du génome viral.

Recombinaison génétique. Réassortiment des gènes créant une association différente de celle observée chez les cellules ou individus parentaux. C'est aussi le processus par lequel une molécule d'ADN est coupée, puis jointe à une autre, qu'elle soit naturelle ou artificielle. En générant de nouvelles combinaisons génétiques, la recombinaison génétique naturelle est un des mécanismes à l'origine de la diversité d'une population. Le brassage génétique, facilité par la reproduction sexuée, est un mécanisme essentiel de l'évolution des espèces.

Réplication. Processus qui copie les molécules d'ADN ou ARN grâce à la synthèse d'une chaîne de nucléotides complémentaire. Ce mécanisme, faisant intervenir l'ADN polymérase, permet d'obtenir, à partir d'une molécule d'ADN, deux molécules identiques à la molécule initiale, en vue de leur distribution aux deux cellules filles pendant la division cellulaire.

Reproduction. Processus biologique qui permet la production de nouveaux organismes d'une espèce à partir d'individus préexistants de cette espèce. La reproduction est *sexuée* quand il y a rencontre d'individus de types sexuels différents ou seulement de cellules de types différents et fusion des cellules sexuelles haploïdes pour générer un zygote diploïde. Elle est *asexuée* quand il y a division cellulaire ou mitose aboutissant en la régénération de tout organisme.

Résilience. Phénomène psychologique qui consiste à prendre acte de l'événement traumatique de manière à ne pas, ou plus, vivre dans le malheur et à se reconstruire d'une façon socialement acceptable. La résilience serait rendue possible grâce à la structuration précoce de la personnalité. Ce terme peut s'étendre au domaine social et à la gouvernance : la résilience communautaire associe les approches précédentes en s'intéressant au groupe et au collectif plus qu'à l'individu isolé, pour la capacité d'un système social à « *rebondir* » après une perturbation.

Séquençage. Technique qui consiste à déterminer l'ordre d'enchaînement des nucléotides d'un fragment d'ADN donné. Elle utilise la réaction de polymérisation de l'ADN avec une enzyme, la séquénase, synthétisée artificiellement.

Symptôme. Signe de manifestation d'une maladie ressenti par un patient (maladie symptomatique). En l'absence de symptôme, la maladie est dite asymptomatique. En cas de faibles symptômes, la maladie est paucisymptomatique.

Quarantaine. Mesure-barrière qui consiste à isoler des personnes, des animaux ou des végétaux durant un certain temps, en cas de suspicion de maladies contagieuses, pour empêcher leur propagation.

Taux de positivité. Rapport exprimé en % entre les cas positifs et le nombre de tests effectués. Ce taux peut varier en fonction de la population testée (cas symptomatiques et/ou asymptomatiques) mais aussi de la sensibilité et de la spécificité des tests utilisés.

Traduction génétique. Etape de synthèse des protéines par les ribosomes, à partir de l'information génétique contenue dans les ARN messagers de façon telle que la séquence des nucléotides d'un gène est exprimée dans la séquence des acides aminés de la protéine correspondante.

Transcription génétique. Synthèse d'ARN messager d'après la séquence des nucléotides d'un gène ou d'un groupe de gènes.

Virulence. Intensité du pouvoir pathogène d'un microorganisme, ou degré de rapidité de multiplication d'un virus dans son hôte.

Virus. Agent qui infecte une cellule et utilise ses constituants pour son développement. Au terme de ce développement, chaque cellule infectée en libère plusieurs copies sous la forme de particules dont le diamètre varie selon le virus et est inférieure à 1 µm. La particule virale, ou virion, est formée d'une capside protéique ou lipoprotéique de forme régulière et bien déterminée, sphérique, à contour polygonal ou formant une spirale serrée, qui enveloppe un acide nucléique, l'ADN ou l'ARN. Le virion est garni de spicules ou d'un appendice servant à sa fixation sur la cellule à infecter.

Zoonose. Maladie, dont les agents dits *zoonotiques* sont des virus, des bactéries ou des parasites, transmissible directement ou indirectement d'un animal à l'homme et vice versa. Les zoonoses peuvent se transmettre par la consommation de produits animaux infectés (œufs, lait, viande).

Ouvrages de référence

Barry J-M (2020) *La grande grippe* (Trad : Robert R). Alisio, Paris.

Barry S, Gualde N (2007) *La peste noire dans l'occident chrétien et musulman 1346-1353*. Ausonius, Pessac.

Biraben J-N, Le Goff J (2017) *La Peste dans le Haut Moyen Age.* Cambridge University Press.

Bouhdiba S (2020) *Covid-19. Le retour à la peste*. L'Harmattan, Paris.

Bounan M (1998) *Le temps du sida.* Allia, Paris.

Bourdelais P (2003) *Les épidémies terrassées, une histoire des pays riches*. La Martinière, Paris.

Coriat B (2020) *La pandémie, l'anthropocène et le bien commun.* Les Liens qui libèrent, Paris.

Debré P, Gonzales B (2013) *Vie et mort des épidémies*. Odile Jacob, Paris.

de Perthuis C (2020) *Covid-19 et réchauffement climatique. Plaidoyer pour une économie de la résilience*. De Boeck Supérieur, Bruxelles.

Dion C (2015) *Demain. Un nouveau monde en marche*. Domaine du possible. Actes Sud, Arles.

Esmeralda de Belgique et al (2021) *Quel monde pour demain ? Dialogue entre générations*. Luc Pire, Bruxelles.

Foucauld M (1983) *Naissance de la clinique. Une archéologie du regard médical*. P.U.F., Paris.

Ginnaio M (2021) *Sur les antidotes contre la peste. Écrits médicaux sur la peste XIVe-XVIIe siècle.* L'Harmattan, Paris.

Giordano P (2020) *Contagions.* Seuil, Paris.

Lombard J, Vandewalle B (2020) *Philosophie de l'épidémie. Le temps de l'émergence.* L'Harmattan, Paris.

Michel J-D (2020) *Covid : anatomie d'une crise sanitaire.* Humensis, Paris.
Moore P (2012) *Petit livre des grandes épidémies*. Bélin, Paris.
Preston R (2014) *Ebola. Les origines*. Les Presses de la Cité, Paris.
Morand S (2016) *La Prochaine Peste : Une histoire globale des sociétés et de leurs épidémies*. Fayard, Paris.
Tousselle Y (2021) *Comment rebondir durablement après le Covid-19*. L'Harmattan, Paris.
Vernochet J-M (2020) *Covid-19 : chronique d'une pandémie*. Le Retour aux Sources, Mauves.

Index

Table des Matières

Structures éditoriales du groupe L'Harmattan

L'Harmattan Italie
Via degli Artisti, 15
10124 Torino
harmattan.italia@gmail.com

L'Harmattan Hongrie
Kossuth l. u. 14-16.
1053 Budapest
harmattan@harmattan.hu

L'Harmattan Sénégal
10 VDN en face Mermoz
BP 45034 Dakar-Fann
senharmattan@gmail.com

L'Harmattan Cameroun
TSINGA/FECAFOOT
BP 11486 Yaoundé
inkoukam@gmail.com

L'Harmattan Burkina Faso
Achille Somé – tengnule@hotmail.fr

L'Harmattan Guinée
Almamya, rue KA 028 OKB Agency
BP 3470 Conakry
harmattanguinee@yahoo.fr

L'Harmattan RDC
185, avenue Nyangwe
Commune de Lingwala – Kinshasa
matangilamusadila@yahoo.fr

L'Harmattan Congo
67, boulevard Denis-Sassou-N'Guesso
BP 2874 Brazzaville
harmattan.congo@yahoo.fr

L'Harmattan Mali
ACI 2000 - Immeuble Mgr Jean Marie Cisse
Bureau 10
BP 145 Bamako-Mali
mali@harmattan.fr

L'Harmattan Togo
Djidjole – Lomé
Maison Amela
face EPP BATOME
ddamela@aol.com

L'Harmattan Côte d'Ivoire
Résidence Karl – Cité des Arts
Abidjan-Cocody
03 BP 1588 Abidjan
espace_harmattan.ci@hotmail.fr

Nos librairies en France

Librairie internationale
16, rue des Écoles
75005 Paris
librairie.internationale@harmattan.fr
01 40 46 79 11
www.librairieharmattan.com

Librairie des savoirs
21, rue des Écoles
75005 Paris
librairie.sh@harmattan.fr
01 46 34 13 71
www.librairieharmattansh.com

Librairie Le Lucernaire
53, rue Notre-Dame-des-Champs
75006 Paris
librairie@lucernaire.fr
01 42 22 67 13

www.ingramcontent.com/pod-product-compliance
Lightning Source LLC
LaVergne TN
LVHW051356061026
849535LV00009B/3216